W0308910

Die Schüßlersalze im Praxisalltag

Christina Schäfer Dietrich Mühlberg

Liebe Leserinnen, liebe Leser,

aufgrund der großen Nachfrage habe ich mich zu einer Neuauflage meines Buches über die Schüßlersalze entschieden. Dazu habe ich meinen Kollegen Herrn Dietrich Mühlberg gebeten, seine Erfahrungen besonders in den Teil der Ergänzungssalze mit einzubringen. Herr Mühlberg ist seit 1993 Heilpraktiker in Dresden und leitet seit 1995 die Dresdner Heilpraktikerschule.

Seit 20 Jahren bin ich Heilpraktikerin mit eigener Praxis in Berlin und meine Therapieschwerpunkte sind Homöopathie, der Wegatest®, Akupunktur, Shiatsu und Craniosakraltherapie. Anfangs vernachlässigte ich die Schüßlersalze, obwohl ich sie selbst von meiner Großmutter in der Kindheit und Jugendzeit verabreicht bekam, weil ich meinte, mein Therapiespektrum müsste für eine gute Behandlung ausreichen. Im Laufe der Zeit aber begriff ich mehr und mehr, wie wichtig und wertvoll die Biochemie (= Schüßlersalze) für einen gesunden und funktionierenden Zellstoffwechsel tatsächlich ist und welch eine gute beschleunigende Zusatztherapie sie deshalb für viele andere naturheilkundlichen und auch schulmedizinischen Therapieformen darstellt.

Da wir in den letzten Jahren viele Vorträge über die Schüßlersalze gehalten haben und auch immer noch halten, wurden und werden wir oft gebeten, unsere Erfahrungen schriftlich niederzulegen. Und so entschlossen wir uns zu dieser gemeinsamen Neuauflage.

Ich hoffe, es ist uns gelungen, Ihnen eine gute Kombination aus Theorie und Praxis zu vermitteln. Bei einer Neuauflage wird es immer wieder Erweiterungen geben, da die Naturheilkunde eine lebendige auf gesammelten Erfahrungen beruhende Wissenschaft ist. Nicht nur Wissenschaftler, Ärzte, Heilpraktiker und Hebammen, sondern einfache, der Natur verbundene Menschen, haben ihr von Generation zu Generation weitergegebenes Wissen eingebracht.

Auch die Schüßlersalztherapie ist eine Therapie mit langer Tradition und wurde von Dr. Schüßler für Laien entwickelt. Wie andere Therapierichtungen der Naturheilkunde ist sie überwiegend sehr individuell ausgelegt und in klinischen Studien kaum erfasst.

Wegen dieser fehlenden Studien verlangt unser deutscher und auch europäischer Gesetzgeber immer wieder auf den Beipackzetteln Schwangere, Stillende und Kinder als Risikogruppen auszuweisen und teilweise von der Anwendung auszuschließen.

Doch unser Praxisalltag zeigt, dass gerade Schwangere, Stillende und Kinder diejenigen sind, bei denen die meisten Erfolge zu verzeichnen sind **ohne** Risiken für die Gesundheit.

Außerdem werden seitens der Behörden gleichzeitig die Dosierungsanleitungen bis zur Unwirksamkeitsgrenze heruntergefahren, um möglichen Risiken in der Selbstmedikation vorzubeugen. Die in unserem Buch angegebenen Dosierungsanleitungen haben sich in der Praxis als wirksam erwiesen und können ohne Bedenken eingehalten werden; dennoch sage ich meinen Patientinnen und Patienten in der Praxis immer wieder, sie mögen auf ihre innere Stimme (ihren inneren Arzt) oder auf Körperreaktionen hören und danach die Dosierung variieren.

Es ist uns ein tiefes Anliegen, die Gremien am Grünen Tisch durch Ihre und unsere Therapieerfolge mit den Schüßlersalzen von deren Wirksamkeit und Unschädlichkeit bei richtiger Einnahme zu überzeugen. Denn durch alle Jahrhunderte hindurch hat der Erfolg die Therapie verifiziert gemäß dem Motto: »Wer heilt hat Recht«.

Ich danke allen, die mir bei der Fertigstellung zu diesem Buch hilfreich zur Seite gestanden haben und wünsche Ihnen, liebe Leserinnen und Leser, viel Freude und neue Erkenntnisse beim Lesen und Selbsttherapieren.

Die Entstehung und Bedeutung der Biochemie

Die Entwicklung der Biochemie basiert grundlegend auf den Erkenntnissen von vier großen Medizinern:

- Theophrastus Bombastus von Hohenheim, genannt Paracelsus (1493 – 1541)
- Samuel Hahnemann (1755 – 1843)
- Prof. Dr. Rudolf Virchow (1821 – 1902)
- Dr. med. Wilhelm Heinrich Schüßler (1821 – 1898)

Paracelsus war der erste Mediziner, der vom inneren **Heilmeister** sprach: »Ehrenwerte Herren, was ich sagen will ist ganz einfach: Es gibt eigentlich keine Heilmittel und keine Heilkräfte, die man in den Körper hineinschütten könnte. Nicht die Pflanze heilt, nicht ein chemisches Pulver, nicht Hitze und auch nicht Kälte, heilen kann nur einer, es ist der unfassbar kundige und unbegrenzt starke Heilmeister in uns. Er ist imstande, alles zu kurieren. Wenn ein Mensch krank wird, dann nur deshalb, weil der innere Heilmeister durch ein falsches Leben geschwächt und behindert wurde. Wenn ich heilen will, kann ich nichts anderes tun, als IHM zu Kräften zu verhelfen.« Später bezeichnet Hahnemann den inneren Heilmeister als **Lebenskraft**: »Die Lebenskraft hält den Menschen am Leben und gesund.« Die Chinesen sprechen vom **Qi**, aber alle meinen das Gleiche. Hahnemann, der Arzt, Chemiker und Journalist war, fand heraus, dass die wahre Kraft des Arzneimittels nicht in der hohen Konzentration, sondern in der Dynamisierung der Energie des Stoffes liegt, da die immaterielle Lebenskraft (Heilmeister) des Körpers angesprochen werden soll: »Durch die **Verdünnung** und **Verschüttelung** wird die Tugend (Energie) des Stoffes frei, das Leibliche der Arznei vermindert, das Gnadenhafte, Heilende vermehrt.«

Auch die Erkenntnis von Prof. Dr. Rudolf Virchow, dass Krankheit durch physikalisch-chemische Zellveränderungen hervorgerufen wird, trug zu Schüßlers Studien bei. Weiterhin prägten Justus von Liebig (1803 – 1873) und Jakob Moleschott (1822 – 1893) seine Forschungen. Schüßler, der erst mit 30 Jahren anfing, Medizin in Berlin, Prag, Giessen und Paris zu studieren, widmete seine Aufmerksamkeit den Mineralstoffen. Er fand heraus (u. a. bei der Untersuchung der Asche von Verstorbenen), in welchen Organen welche Mineralstoffe vorkommen, welche Aufgaben sie dort haben, welche Beschwerden bei Mineralstoffstörungen auftreten, in welcher Konzentration sie im Körper vorkommen und in welcher sie am besten vom Körper aufgenommen werden. Infolgedessen definiert sich für Schüßler **Krankheit** als Folge von Veränderungen im Mineralgehalt der Körperzellen.

Heilung erfolgt durch die Einnahme kleinster Mengen der fehlenden Mineralsalze in der körpereigenen Verdünnung. Schüßler sagte dazu: »Jedes biochemische Mittel muss so verdünnt sein, dass die Funktionen gesunder Zellen nicht gestört, vorhandene Funktionsstörungen aber ausgeglichen werden.«

In seinem Buch »Eine abgekürzte Therapie« grenzt Schüßler Homöopathie und Biochemie folgendermaßen voneinander ab: »... mein Heilverfahren ist aber kein homöopathisches, denn es gründet sich nicht auf das Ähnlichkeitsprinzip, sondern auf die physiologisch-chemischen Vorgänge, welche im menschlichen Organismus sich vollziehen ... «
Also ist die Biochemie nach Dr. Schüßler in erster Linie eine Substitutionstherapie, der Ausgleich eines Mangels, hat aber durch die potenzierte Darreichungsform eine hohe Bioverfügbarkeit.

Aus der Medizin wissen wir, dass alle Vorgänge des Lebens Mineralstoffe benötigen, beispielsweise der Aufbau von Gewebe, Blut, Lymphe und Gewebeflüssigkeit. Das Energiefeld einer Zelle ist also auf die Anwesenheit von Mineralstoffen angewiesen; je stärker ihr Energiefeld, umso stärker ihr Immunfeld. Es kommt also nicht so sehr auf den Erreger, sondern auf das gute Funktionieren der Zellen an, wie Virchow sagt. Nehmen wir jedoch zuviel grobstoffliche Mineralien zu uns, wie z. B. hochdosiertes Calcium bei Osteoporose über lange Zeiträume, können Ablagerungen im Gewebe und in den Organen entstehen. Ist der Zellstoffwechsel im Alter, durch Krankheiten oder durch die Einnahme von starken Medikamenten wie zum Beispiel Antirheumatika, Antibiotika, Schmerzmittel, Cortison, Impfungen gestört, kann der Körper unter Umständen die Mineralien nicht zellgerecht umbauen und an den entscheidenden Stellen einlagern. Die biochemischen Salze sind in der Lage, diese Blockaden zu beseitigen und die Zellen für die Mineralien aufnahmebereit zu machen. Dies ist möglich, da jedes biochemische Salz aus einer Verbindung besteht, die in wässriger Lösung in positiv geladene Metallkationen und negativ geladene Anionen dissoziiert. So kann der Körper die biochemischen Salze ohne Umbau über die Mundschleimhaut ins Blut und somit in die Zelle aufnehmen.

Die heutige biochemische Therapie basiert auf 12 Haupt- und 12 Ergänzungssalzen.

Herstellung der biochemischen Mittel

Die biochemischen Salze werden als Tabletten und Salben hergestellt.
Die Tabletten werden in den Potenzen D3, D6 und D12 glutenfrei auf Milchzuckerbasis produziert. Dabei wird der Mineralstoff mit dem Milchzucker im Verhältnis 1:10 vermischt und anschließend in Verreibungsmühlen verrieben, d.h. potenziert. Diese Potenzierung ist für die Wirkung der Schüßlersalze ein sehr wichtiger Schritt. Früher potenzierte man, indem man im Mörser die Mischung zehnmal kräftig mit dem Stößel umrührte. Leider verlangt das HAB (Vorschrift 6) nur noch eine Potenzierung bis zur D4, danach ist die Vermischung ausreichend.

Wie werden die verschiedenen Potenzen hergestellt?

Es werden 1 Teil Mineralstoff + 9 Teile Milchzucker vermischt und **verrieben**:
D1 = 1:10

Es werden 1 Teil D1 + 9 Teile Milchzucker vermischt und **verrieben**:
D2 = 1:100

Es werden 1 Teil D2 + 9 Teile Milchzucker vermischt und **verrieben**:
D3 = 1:1000

Dieser Herstellungsprozess wird fortgeführt bis zur D6 und D12, so dass die Potenz D12 ein Mischungsverhältnis 1:1 000 000 000 000 darstellt. Daraus ergibt sich, dass eine D3 im stofflich-körperlichen Bereich wirkt, eine D12 mehr im energetisch-feinstofflichen Bereich.

Wichtige Einnahmehinweise

Wahrscheinlich werden Sie beim Lesen der folgenden Seiten denken, Sie bräuchten sehr viele Schüßlersalze. Auch wenn ein gesunder Mensch mehrere Schüßlersalze auf einmal verträgt (ein Kranker aber nur wenige), sollten Sie mit den zwei wichtigsten Schüßlersalzen für Sie beginnen. Eine D 3 oder D 6 nehmen Sie 3 Mal täglich ein, eine D 12 2 Mal täglich. In akuten Fällen können Sie jede Potenz auch ½ bis 1-stündlich einnehmen. Meiner Meinung nach ist es besser die Tabletten zu **lutschen** als sie aufzulösen, mit Ausnahme der Nr. 7.

Dosierung

Säuglinge 0–1 Jahre:	1–2 × täglich 1 Tablette auf einem Kunststofflöffel mit Wasser auflösen
Kinder 1–4 Jahre:	2–3 × täglich 1 Tablette
Kinder 5–12 Jahre:	2–3 × täglich 2 Tabletten
Erwachsene:	2–3 × täglich 2–4 Tabletten

Dies ist eine Empfehlung. Sollte Ihr inneres Gefühl eine andere Dosierung verlangen, richten Sie sich danach. Auch spezielle Symptome erfordern manchmal eine andere Dosierung. Bei der Einnahme der Schüßlersalze sollte Ihr Mund frei von Speisen sein. Sie können die Schüßlersalze unabhängig von den Mahlzeiten nehmen und nacheinander lutschen. Sollten Sie dennoch vier Schüßlersalze benötigen, so nehmen Sie immer zwei im täglichen Wechsel ein. Bei äußeren Verletzungen (wie Verstauchungen und Prellungen) ist neben der Tabletteneinnahme der Einsatz biochemischer Salben empfehlenswert. Offene Wunden kann man zusätzlich zur Tabletteneinnahme mit Breiauflagen (30 Tabletten mit etwas abgekochtem Wasser vermischen) behandeln. Der Verzicht auf Kaffee oder ätherische Öle ist bei der Schüßlersalztherapie nicht nötig. Bei Milchzuckerunverträglichkeit sollten Sie je nach Grad der Unverträglichkeit entweder täglich nur maximal 3 Mal 2 Tabletten lutschen oder auf Tropfen bzw. Globuli ausweichen. Eine andere Alternative ist die Einnahme eines Lactasepräparates parallel zur Biochemieeinnahme.

Nr. 1

Calcium fluoratum

Dieses Mineralsalz bildet die Hüllen in ihrer Härte und auch Elastizität. Dazu gehören der Zahnschmelz als Oberfläche der Zähne, die senkrechte äußere Struktur der Knochen und die Gefäßwände.

Calcium fluoratum hat die Fähigkeit, an Stellen, wo falsche Härte und Anspannung vorhanden ist, Elastizität hinzubringen und dort, wo keine Spannung und Härte ist, wird die Spannkraft des erschlafften Gewebes gesteigert und die Härte der Knochen verbessert. Es bindet außerdem das Keratin (Hornstoff), das für die Elastizität von Haut, Bändern und Sehnen zuständig ist.

Bei Calcium fluoratum-Mangel tritt eine grundlose Verhornung bzw. Schwielenbildung auf.

Anwendungsgebiete

- prophylaktisch zur Festigkeit des Zahnschmelzes (Kariesprophylaxe), aber auch bei durchscheinenden Zahnspitzen zur Zahnschmelzverbesserung
- bei lockeren Zähnen
- bei spröden Nägeln
- in Wachstumsphasen der Kinder und Jugendlichen
- zur schnelleren Heilung bei Knochenbrüchen (zusammen mit Nr. 2)
- prophylaktisch und zur Verbesserung bei Osteoporose
- zur Erhaltung der Elastizität von Gefäßen (blaue Flecken ohne Grund, Gefäßaussackungen, Krampfadern, Hämorrhoiden)
- in der Schwangerschaft zur Verhinderung von Schwangerschaftsstreifen (Elastizität der Haut) und zur besseren Knochen- und Zahnanlage beim Embryo
- bei Faltenbildung (Würfelfalten seitlich und unter dem Auge)
- bei Senkung der Organe (Gebärmutter und Blase), Neigung zu Leisten- und Narbenbruch
- bei mangelnder Elastizität von Bändern und Sehnen (Knie- und Fußgelenke)
- bei übermäßiger Bildung von Hornhaut und Schwielen
- bei Fersensporn
- bei Schmerzen in Hüften, Knien, Wirbelsäule, Fußgelenken (bei Arthrose)
- bei Verhärtung von Drüsen, Lymphknoten, Narben
- bei Tumoren, Warzen, kalten Knoten in der Schilddrüse

Dosierung

zur Verbesserung der Elastizität:
2 × täglich 2–4 Tbl. D 12

zur Verbesserung der Härte oder Spannung:
3 × täglich 2–4 Tbl. D 3 oder D 6

zur Zahnschmelzprophylaxe bei Säuglingen:
1 × täglich 1 Tbl. D 6 + Vitamin D (Vigantoletten)

zur Faltenprophylaxe und Faltenminderung:
Calcium fluoratum-Salbe morgens und Silicea-Salbe abends

Nr. 2

Calcium phosphoricum

Dieses Mineralsalz kommt in allen Körperzellen vor und ist besonders im Wachstum wichtig. Es ist für die Bildung von Gewebe und Flüssigkeit innerhalb der von Calcium fluoratum gebildeten Hüllen zuständig (Zahnbein, Knochensubstanz und Blut).

Calcium phosphoricum wandelt körperfremdes Eiweiß (Eiweiß aus der Nahrung, Insektengifte) in körpereigenes Eiweiß um. Bei Mangel an Calcium phosphoricum kann es deshalb zu Eiweißunverträglichkeiten, Eiweißallergien, Tierhaarallergien, allergischen Reaktionen auf Mückenstiche und Medikamente und zu eiweißhaltigen Absonderungen und Wassereinlagerungen in Gelenken und Körperhöhlen kommen.

Nach großen Blutverlusten ist Calcium phosphoricum für den Blutaufbau wichtig. Eine weitere wichtige Eigenschaft ist die Bindung von Säure (Säure-Basen-Haushalt).

Bei Mangel an Calcium phosphoricum entwickelt der Körper ein Verlangen nach pikanten Speisen, Ketschup und Senf.

Anwendungsgebiete

- zur Erhaltung und Verbesserung einer gesunden Zahnsubstanz
- zum schnelleren Durchbruch der Zähne
- zur Verhinderung von weißen Flecken auf den Zähnen und Fingernägeln bei Kindern (Störung des Kalkstoffwechsels)
- in Wachstumsphasen der Kinder und Jugendlichen (Wachstumsschmerzen, Rachitisprophylaxe)
- in der Schwangerschaft und Stillzeit (Zahn- und Knochenschutz für Mutter und Kind)
- zur schnelleren Heilung bei Knochenbrüchen (verbesserte Kallusbildung)
- bei Überbeinen
- prophylaktisch und zur Verbesserung bei Osteoporose (wichtigstes Osteoporose-Schüßlersalz)
- bei Schwäche und Schmerzen in der Lendenwirbelsäule, Morbus Scheuermann
- bei Anämie (Blutarmut), Nasenbluten im Wachstum
- bei nächtlichen Wadenkrämpfen (Übersäuerung der Muskulatur), Gicht
- bei Muskelkater (Übersäuerung der Muskulatur)
- bei Schweißausbrüchen nach leichter Muskelanspannung (Übersäuerung)
- bei schnellem Herzschlag nachts (Übersäuerung)
- bei Schulkopfschmerz, Hyperaktivität und Erschöpfung (Nervenstärkung)
- bei Schlafstörungen (spätes Einschlafen)

Dosierung

generell, im Wachstum und bei Knochenproblemen:
3 × täglich 2–4 Tbl. D 3 oder D 6

bei Übersäuerung:
2 × täglich 2–4 Tbl. D 12

bei Wadenkrämpfen:
3 × täglich 3–4 Tbl. D 6 oder D 12, evtl. nachts zusätzlich 3–4 Tbl.

bei Hyperaktivität:
3 × täglich 3 Tbl. D 6

Nr. 3

Ferrum phosphoricum

Dieses Mineralsalz ist der Eisenträger, Sauerstoffträger und Stoffwechselaktivator. Es ist das Mittel für das 1. Entzündungsstadium (Rötung, trockener Katarrh ohne Sekretion, Fieber bis 38,5 °C).

Ferrum phosphoricum erhöht die Widerstandskraft (Infektprophylaxe) und fördert die arterielle Blutversorgung. Deshalb ist es auch das Akutmittel bei Verletzungen. Bei Mangel an Ferrum phosphoricum hat der Körper wenig Widerstandskraft, ermüdet schnell, neigt zu Entzündungen und Muskelermüdung. Die Person kann sich schwer konzentrieren.

Es wird viel Ferrum phosphoricum bei einem anstrengenden Leben mit wenig Ruhepausen, wenig Schlaf, viel Kaffee und schwarzem Tee verbraucht. Auch zu viel Hitze im Sommer führt zu einem erhöhten Verbrauch an diesem Mineralsalz, d. h. es kommt zu Sonnenunverträglichkeit, Sonnenallergie, Kopfschmerz, Übelkeit und Pulsbeschleunigung.

Anwendungsgebiete

- bei Eisenmangel (Müdigkeit, Blässe, eingerissene Ohrläppchen und Mundwinkel)
- bei Husten, Ohrenschmerzen, Fieber bis 38,5 °C
- prophylaktisch und bei akuten Infekten, bei erhöhter Blutsenkungsgeschwindigkeit
- bei Verstopfung (wenig Peristaltik durch Sauerstoffmangel in den Darmzotten)
- bei Durchfall
- bei Verstauchung, Verrenkung, offenen Wunden
- bei Nervenreizungen und Nervenschmerzen
- bei Störungen im Gleichgewichtsorgan, z. B. Schwindel und Tinnitus (Mangeldurchblutung)
- zur Verbesserung der Leistungsfähigkeit der Muskeln (Muskeldurchblutung, Muskelfaserriss)
- zur Verbesserung der Konzentration
- bei erhöhtem Eisenverbrauch (z. B. bei Entzündungen, Tumor)
- Sonnenallergie, Kälteallergie, nach zu langem Aufenthalt in der Sonne

Dosierung

generell:
2–3 × täglich 3–4 Tbl. D 3, D 6 oder D 12

bei Eisenmangel:
2–3 × täglich 2–4 Tbl. D 3 oder D 12

bei Infekten:
stündlich 1–2 Tbl. D 6 oder D 12

bei Verstauchung:
stündlich 1–2 Tbl. D 6 oder D 12 + Einreibung von Ferrum phosphoricum-Salbe

bei offenen Wunden:
alle 5–10 Min. 1 Tbl. D 6 + Auflage von Brei (30 Tbl. mit destilliertem oder abgekochtem Wasser vermischen)

Nr. 4

Kalium chloratum

Dieses Mineralsalz ist besonders wichtig für die Schleimhäute und für die Funktion der Drüsen (Bauchspeicheldrüse, Schilddrüse, Brustdrüse bei stillenden Müttern). Es ist das Mittel für das 2. Entzündungsstadium (Schwellung, schleimiger fester Auswurf).

Kalium chloratum bindet außerdem chemische Gifte (ebenso Kalium sulfuricum und Natrium sulfuricum) und hilft besonders bei der Ausleitung von Narkosegiften und Impfgiften.

Ein Mangel an Kalium chloratum führt zur Eindickung der Körperflüssigkeiten (Blut, Schleim, Speichel).

Durch Alkohol- und Milchgenuss sowie durch den Einfluss elektromagnetischer Felder wird besonders viel Kalium chloratum verbraucht.

Anwendungsgebiete

- zur Gesunderhaltung und Regeneration von trockenen, ständig entzündeten oder überstrapazierten Schleimhäuten (Nasennebenhöhlen, Darm, Urogenitaltrakt)
- bei Bronchitis, Asthma, Erkältungskrankheiten, Heuschnupfen
- bei Darmentzündung, Blasenentzündung, Scheidenentzündung durch Bakterien oder Pilze zusätzlich zur speziellen Therapie für die Regeneration der Schleimhäute
- bei Gerstenkörnern
- zur Verflüssigung von Schleim (Bronchitis oder Sinusitis) oder fadenziehendem Speichel
- zur Blutreinigung, Entgiftung von Narkose- und Impfgiften
- zur Lösung von Muskelverklebungen an den Muskelansatzstellen (nach oder bei Entzündungen)
- zur Blutverdünnung (Krampfadern, Besenreiser), auch parallel zu Blutverdünnungsmitteln möglich
- bei weißem Zungenbelag

Dosierung

generell:
2–3 × täglich 2–4 Tbl. D 3, D 6 oder D 12

bei Erkältungskrankheiten zur Schleimlösung oder Schleimhautregeneration:
entweder stündlich 1–2 Tbl. oder 3 × täglich 2–4 Tbl. D 3 oder D 6

zur Entgiftung:
3 × täglich 4–6 Tbl. D 6 (Kinder 3 × täglich 4 Tbl.)

Nr. 5

Kalium phosphoricum

Dieses Mineralsalz ist das wichtigste Nervenmittel.

Es ist der Energieträger im Körper (besonders bei Vormittagserschöpfung) und gleichzeitig ein Antiseptikum (es bindet Fäulnisgifte und scheidet Krankheitsgifte aus). Zusammen mit Natrium chloratum bildet es neue Körperzellen (in Wundrändern und nach schweren Infekten).

Kalium phosphoricum bildet gemeinsam mit den Fettsäuren das Lecithin für den Gehirnstoffwechsel und verbessert zusammen mit Magnesium phosphoricum und Ferrum phosphoricum den Muskelstoffwechsel (auch in der Schwangerschaft). Von allen Kaliumsalzen stellt es dem Körper am effektivsten Kalium zur Verfügung.

Bei Mangel an Kalium phosphoricum tritt nach körperlicher Anstrengung ein starkes Hungergefühl ohne bestimmten Appetit auf.

Durch elektromagnetische Belastung des Schlafplatzes wird Kalium phosphoricum besonders stark verbraucht.

Anwendungsgebiete

- zur Erhöhung der Lernfähigkeit, Konzentration und Gedächtnisleistung
- bei Erschöpfung (besonders vormittags)
- bei Depressionen
- bei hohem Fieber über 38,8 °C
- bei Mundfäule, Mundgeruch
- zur Vorbeugung von Muskelschwund, bei Muskelschwäche, bei schweren Beinen und bei Muskelkater
- zur besseren Sauerstoffversorgung der Muskulatur bei Sportlern
- bei Kaliummangel
- bei nervösen Herzbeschwerden durch Kaliummangel
- bei Blutvergiftung, Scharlach, Diphterie und Ruhr
- bei offenen Beinen
- bei Ohnmachtsneigung

Dosierung

bei Fieber:
stündlich 1–2 Tbl. D6

bei Depression:
2–3 × täglich 3–4 Tbl. D6 oder D12

bei Kaliummangel:
3 × täglich 3–4 Tbl. D3 oder D6

für die Konzentration:
2–3 × täglich 2–4 Tbl. D6 oder D12

Nr. 6

Kalium sulfuricum

Dieses Mineralsalz ist das Hauptmittel für das 3. Entzündungsstadium (eitrig-schleimige Sekrete, trockene Hautschuppung). Zusätzlich ermöglicht es den Übertritt von Sauerstoff aus dem Blut in die Körperzelle. Da die Sauerstoffproduktion im Körper am Nachmittag verringert wird, ist es bei Nachmittagsdepressionen hilfreich.

Kalium sulfuricum unterstützt und fördert die Entgiftungsfunktion von Leber und Pankreas. Deshalb wird es auch bei der Ausleitung von Umweltgiften eingesetzt.

Wenn dem Körper dieses Mineralsalz fehlt, hat er ein verstärktes Bedürfnis nach frischer Luft.

Durch Rauchen und Kaffeegenuss wird viel Kalium sulfuricum verbraucht.

Anwendungsgebiete

- bei chronisch-eitrigen Katarrhen, nach Grippe
- bei Husten mit Schleimrasseln
- bei Ekzemen, Akne, Neurodermitis
- bei Vitiligo (Weißfleckenkrankheit)
- bei Hautjucken (Überhäufung des Körpers mit Giftstoffen)
- bei Nachmittagsdepressionen
- bei gestörter Leber- oder Bauchspeicheldrüsenfunktion
- als Fastenbegleitung
- zur Ausleitung von Umweltgiften und Medikamentenbelastungen (auch im Gehirnbereich), auch bei Giftausleitung in der Kinderbehandlung
- Schlafstörungen zwischen 1 bis 4 Uhr morgens (Zeit der Leber)
- bei Muskelkater und schweren Gliedern
- bei wandernden rheumatischen Gelenkbeschwerden
- bei chronischen Blasenentzündungen
- bei Leberschwellung durch den Epstein-Barr-Virus

Dosierung

zur Entgiftung:
3 × täglich 2–4 Tbl. D6

bei Muskelkater:
3 × täglich 5 Tbl. D6

bei Depression:
2–3 × täglich 3–4 Tbl. D6 oder D12

bei Katarrh:
3–5 × täglich 2 Tbl. D6 oder D12

bei gestörter Leberfunktion:
3 × täglich 2–4 Tbl. D3 oder D6

beim Fasten:
mehrmals täglich 2 Tbl. D6

Nr. 7

Magnesium phosphoricum

Dieses Mineralsalz ist besonders wichtig für die Entspannung von Muskeln und Nerven. Es ist am bekanntesten als »heiße Sieben« bei Koliken und Krämpfen.

In der Nacht bindet Magnesium phosphoricum die überschüssigen Gallensäuren und trägt so zur Verbesserung des Schlafes bei.

Tritt ein Mangel an Magnesium phosphoricum auf, entwickelt sich einerseits ein Heißhunger auf Schokolade und Kakao, andererseits verbrauchen der Genuss von Schokolade und Kaffee sowie der Einfluss von Elektrosmog viel Magnesium phosphoricum.

Fehlt dieses Mineralsalz, steigt die innere Anspannung, so dass Nägelbeißen oder Zähneknirschen die Folge sein können.

Anwendungsgebiete

- bei Krämpfen und Koliken (Gallen- und Nierenkoliken)
- bei Herzinfarkt und danach, bei Herzengegefühl
- bei Einschlafstörungen (durch innere Anspannung)
- bei Schlafstörungen nach spätem Abendessen oder Alkoholgenuss
- bei stressbedingtem hohen Cholesterinspiegel
- bei Kopfschmerzen und Migräne
- bei Neuralgien und Ischias
- zur Förderung der Wehen bei Geburtsbeginn
- bei Schmerzen und Unterleibskrämpfen während der Regel
- vorbeugend oder akut bei Muskelkater, zur Muskelentspannung bei Sportlern
- zur Verbesserung von Konzentration und Lernfähigkeit
- bei Übersäuerung
- bei Verstopfung (Anregung der Peristaltik zusammen mit Ferrum phosphoricum)
- für die Elastizität und Form der Knochen und des Zahnschmelzes (mit Calcium fluoratum D 6)
- bei Nägelbeißen, Zähneknirschen, Zusammenbeißen der Zähne

Dosierung

»heiße Sieben« bei Krämpfen, Koliken, Ischias, Migräne, Geburtsbeginn, Unterleibskrämpfen, Herzinfarkt, Einschlafstörungen und Muskelkater:
10 Tbl. Magnesium phosphoricum D 6 in einem Glas heißem Wasser auflösen und schluckweise nacheinander trinken.

bei hohem Cholesterinspiegel:
3 × täglich 3 Tbl. D 6

nach Herzinfarkt:
3 × täglich 3–4 Tbl. D 3 oder D 6

bei Stress oder für die Lernfähigkeit:
2–3 × täglich 2–4 Tbl. D 6 oder D 12

gegen Übersäuerung oder bei angespannter Muskulatur:
3 × täglich 2–4 Tbl. D 3 oder D 6

Nr. 8

Natrium chloratum

Dieses Mineralsalz ist für den Flüssigkeitshaushalt des Körpers wichtig. Zusätzlich wird es für die Zellfunktion, für die Blutbildung, für den Knorpelaufbau in den Gelenken und als Säurepuffer benötigt.

Natrium chloratum zieht Wasser in die Zelle und ist gemeinsam mit Kalium phosphoricum für die Zellneubildung zuständig.

Mangelt es dem Körper an Natrium chloratum, wird zu wenig Salzsäure im Magen gebildet. Außerdem tritt ein starkes Verlangen nach Salz und gerösteten Speisen auf, da die Zellen nicht in der Lage sind, ohne Natrium chloratum das durch die Nahrung aufgenommene Salz aus dem Zwischenzellgewebe aufzunehmen.

Anwendungsgebiete

- bei Ödemen
- bei trockenen Schleimhäuten (nicht bei hormonell bedingten)
- bei Fließschnupfen und Heuschnupfen
- bei trockenen Augen und Tränenfluss
- bei Durchfall und Verstopfung
- bei Geschmacks- und Geruchsverlust (auch erkältungsbedingt)
- bei Kopfschuppen und begleitend bei Schuppenflechte
- bei Sodbrennen
- bei Magenbeschwerden (langsame Verdauung, Gastritis)
- bei Anämie, auch bei leerem Eisenspeicher
- bei Verbrennungen (zusätzlich Breiauflage)

Dosierung

generell:
2–3 × täglich 2–4 Tbl. D 3, D 6 oder D 12

bei Ödemen:
3 × täglich 5 Tbl. D 6

bei Verbrennungen:
stündlich 2 Tbl. D 6 + Auflage von Brei
(Brei: 30 Tbl. mit destilliertem oder abgekochtem Wasser vermischen)

bei Schnupfen:
stündlich 1–2 Tbl. D 6 oder D 12

bei Sodbrennen:
vor oder nach jeder Mahlzeit 2–4 Tbl. D 6

bei Salzverlangen:
2 × täglich 2–4 Tbl. D 6

Nr. 9

Natrium phosphoricum

Dieses Mineralsalz ist für die Anregung des Stoffwechsels und die Aufrechterhaltung des Säure-Basen-Haushaltes wichtig. Es hilft Harnsäure, Milchsäure und Kohlensäure auszuscheiden.

Säure entsteht im Körper durch Natrium phosphoricum-Mangel und durch Gärung der Nahrung. Bei Natrium phosphoricum-Mangel tritt ein verstärktes Verlangen nach Süßigkeiten, Alkohol oder Limonade auf.

Anwendungsgebiete

- bei Gicht, Rheuma
- bei Sodbrennen und saurem Aufstoßen
- bei Schwäche und Erschöpfung (durch Übersäuerung)
- bei verstärkter Schweißbildung (durch Übersäuerung)
- bei schlechter Eiweißverdauung und gestörtem Fettstoffwechsel
- als Lymphmittel
- als Prophylaxe und Nachbehandlung von Darmparasiten
- bei Neigung zur Steinbildung (Gallen- und Nierensteine)
- als Fastenbegleitung

Dosierung

bei Stoffwechselproblemen:
2–3 × täglich 2–4 Tbl. D6 oder D12

bei Darmparasiten:
3 × täglich 4 Tbl. D3

bei Sodbrennen:
vor oder nach jeder Mahlzeit 2–4 Tbl. D6

beim Fasten:
mehrmals täglich 2 Tbl. D6

Nr. 10

Natrium sulfuricum

Dieses Mineralsalz hilft die Körperflüssigkeit zu regulieren, Entzündungen zu hemmen, Alkohole abzubauen und Stoffwechselgifte auszuscheiden. Auch die Gallensekretion wird angeregt.

Natrium sulfuricum zieht das Wasser aus den Zellen heraus. Es fördert außerdem die arterielle und venöse Durchblutung.

Bei Natrium sulfuricum-Mangel kommt es zu Schüttelfrost ohne Infekt durch Übersäuerung.

Anwendungsgebiete

- bei Ödemen
- zur Entwässerung, bei Harnverhaltung
- bei Müdigkeit nach dem Essen (Alkoholbildung)
- bei Durchfall, Blähungen, übelriechenden Winden
- bei Durchblutungsstörungen in den Beinen
- bei offenen Beinen
- bei Diabetes (zusammen mit einem Zinkgluconat)
- bei Gallenkoliken
- bei Asthma
- bei klebrigem oder gelblichem Stuhl
- bei Schüttelfrost durch Übersäuerung (z. B. beim Fasten)
- als Fastenbegleitung

Dosierung

generell:
2–3 × täglich 2–4 Tbl. D 3, D 6 oder D 12

bei Ödemen, zur Entwässerung:
3 × täglich 5 Tbl. D 6

bei offenen Beinen:
3 × täglich 4 Tbl. D 6

beim Fasten:
mehrmals täglich 2 Tbl. D 6

Nr. 11

Silicea

Dieses Mineralsalz ist das Kosmetikum der Biochemie. Es ist für Haare, Haut, Knochen und Bindegewebe wichtig und es scheidet Harnsäure aus.

Wenn Silicea im Körper fehlt, altert das Gewebe schneller.

Silicea aktiviert die Leukozytenbildung und wird deshalb bei und nach eitrigen Prozessen benötigt. Auch die Kälteüberempfindlichkeit des Menschen wird durch Silicea verbessert.

Anwendungsgebiete

- bei Haarausfall, spröden Haaren, spärlichem Haarwuchs, Haarspliss
- bei Nagelanomalien (Längsrillen, Abblättern, weiße Flecken auf den Nägeln)
- bei Knitterfältchen, Akne
- prophylaktisch und zur Verbesserung bei Osteoporose
- bei Gicht (Harnsäureüberschuss), Nierensteinen und Nierengrieß
- bei Hautjucken im Alter
- bei Eiterungen, Abszess und Fisteln (gute Granulierung von unten)
- bei Mittelohrentzündungen mit Eiter
- bei Lidrandentzündungen und strapazierten Augen durch Computerarbeit
- bei übelriechendem Fuß- oder Achselschweiß
- bei kalten Händen und Füßen
- bei Zugluft- und Kälteüberempfindlichkeit
- für dünne appetitlose Kinder

Dosierung

generell:
3 × täglich 2 – 4 Tbl. D 3, D 6 oder D 12

bei Gicht:
2 × täglich 2 – 4 Tbl. D 12

bei Schweiß:
2 × täglich 2 – 4 Tbl. D 12

bei Zugluft- und Kälteüberempfindlichkeit, für dünne Kinder:
2 × täglich 2 – 4 Tbl. D 12

Hinweis:
Nicht einnehmen in den ersten Monaten nach Einsetzen eines Implantats, einer künstlichen Hüfte, eines Herzschrittmachers usw.
Silicea unterstützt den Körper in der Abwehr gegen Fremdkörper, deshalb kann man es auch zur Ausscheidung von Splittern oder Schmutz (Wunden) einsetzen.

Nr. 12

Calcium sulfuricum

Dieses Mineralsalz hat eine reinigende Wirkung auf die Schleimhäute, regt den Stoffwechsel an und unterstützt die Blutgerinnung. Es wird oft durch Natrium phosphoricum und Silicea ersetzt.

Anwendungsgebiete

- bei akutem und chronischem Rheuma
- bei rheumatischen Beschwerden, die durch Yersinien, Borellien, Coxsackie-Virus oder chronische Chlamydien hervorgerufen werden
- bei Gicht
- bei Schleimhautkatarrhen
- bei Bindehautentzündung (besonders bei Erwachsenen)
- bei Gastritis und Neigung zu Magengeschwüren
- bei eitrigen Prozessen, wenn ein Abfluss möglich ist oder bereits gefunden wurde
- bei Ohrspeicheldrüsenentzündungen und -vereiterungen
- bei Schwellung der Ohrspeicheldrüsen durch den Epstein-Barr-Virus (auch beim Pfeifferschen Drüsenfieber)

Dosierung

generell:
2–3 × täglich 2–4 Tbl. D 3, D 6 oder D 12

bei akutem und chronischem Rheuma:
2–3 × täglich 2–4 Tbl. D 3 oder D 6

bei rheumatischen Beschwerden durch Viren oder Bakterien:
2–3 × täglich 2–4 Tbl. D 3

Nachdem wir Ihnen die 12 Hauptsalze einzeln vorgestellt haben, möchten wir Ihnen anhand der Herztätigkeit zeigen, wie wichtig die Zusammenarbeit der einzelnen Mineralsalze im Körper ist.

Folgende 9 Mineralsalze sind an der Herztätigkeit beteiligt:

- Calcium fluoratum (Nr. 1) für die Elastizität des Herzmuskels
- Calcium phosphoricum (Nr. 2) für die Herzmuskelarbeit
- Ferrum phosphoricum (Nr. 3) für die arterielle Versorgung des Herzmuskels
- Kalium chloratum (Nr. 4) für die Neubildung von verbrauchten Faserstoffen
- Kalium phosphoricum (Nr. 5) für die Energie des Herzmuskels
- Kalium sulfuricum (Nr. 6) für den Sauerstoff in den Herzzellen
- Magnesium phosphoricum (Nr. 7) für die elektrischen Impulse der Muskelkontraktionen
- Natrium chloratum (Nr. 8) für die erschöpften Herzmuskelzellen
- Silicea (Nr. 11) für den bindegewebigen Aufbau des Herzmuskels

Die 12 Ergänzungssalze

Die Ergänzungssalze sind erst durch verfeinerte Analysemethoden im 20. Jahrhundert, also nicht durch Schüßler selbst, im menschlichen Körper entdeckt worden. Sie sind in nur sehr geringen Mengen im Organismus vorhanden, aber deshalb nicht weniger wichtig.

Mit Ausnahme von Calcium carbonicum (Nr. 22) ist die Dosierung auch geringer als bei den Hauptsalzen. Bei den Jodverbindungen reicht eine Dosierung von 1 bis 2 Mal täglich 1 bis 2 Tabletten aus. Auch bei den restlichen Ergänzungssalzen verordnen wir nicht mehr als 2 bis 3 Mal täglich 1 bis 3 Tabletten.

Im Verhältnis zu den Hauptsalzen liegen von den Ergänzungssalzen wenige Erfahrungsberichte vor. Am häufigsten in meiner Praxis verwendet werden Calcium carbonicum (Nr. 22) und Kalium jodatum (Nr. 15). Die Anwendung der übrigen Ergänzungssalze ist für Laien nicht so einfach. Lassen Sie sich von einem Therapeuten beraten. Die Ergänzungssalze werden nur in den Potenzen D 6 und D 12 hergestellt.

Nr. 13

Kalium arsenicosum

Dieses Mineralsalz hat eine stärkende und kräftigende Wirkung und hilft deshalb bei Schwäche und Abmagerung.

Anwendungsgebiete

- bei Hautausschlägen und chronischen Hautleiden mit starkem Juckreiz
- bei Abmagerung und Schwäche
- bei wässrigem Durchfall, Magen- und Darmentzündungen
- bei Asthma

Dosierung

generell:

3 × täglich 1–3 Tbl. D6 oder 2 × täglich 1–3 Tbl. D12

Nr. 14

Kalium bromatum

Dieses Mineralsalz kommt hauptsächlich in den hormonellen Drüsen (insbesondere in der Schilddrüse) sowie in den Nerven- und Gehirnzellen vor.

Anwendungsgebiete

- bei geistiger Müdigkeit
- bei verzögerter geistiger Entwicklung bei Kindern
- bei Akne, Ekzemen aller Art, begleitend bei Schuppenflechte
- bei Einschlafstörungen und Schlaflosigkeit bei Kindern
- bei Verkrampfungen (Pseudokrupp, Keuchhusten, Asthma)
- bei Depression mit Verminderung der geistigen Ansprechbarkeit (z. B. nach Schlaganfall)
- bei Morbus Parkinson
- bei nervösen Zuckungen der Muskeln und Finger
- bei nervösen Sehstörungen

Dosierung

generell:
3 × täglich 1–3 Tbl. D6 oder 2 × täglich 1–3 Tbl. D12

Nr. 15

Kalium jodatum

Kalium jodatum hat eine ausgleichende Wirkung auf die Schilddrüse und kann auch als leichte Jodzugabe verwendet werden.

Dieses Mineralsalz ist ein wichtiges Schleimhautregenerationsmittel. Zusätzlich verbessert es den Appetit und reguliert die Verdauung. Es senkt den Blutdruck und verbessert die Blutfließfähigkeit.

Anwendungsgebiete

- bei Schilddrüsenunter- und -überfunktion, Knoten in der Schilddrüse
- bei chronischen Schleimhautkatarrhen
- bei ständigem Räuspern
- bei wiederkehrenden Pilzerkrankungen auf den Schleimhäuten, Soor (nicht bei Säuglingen anwenden)
- bei Herzrasen, Schweißausbrüchen, Schwindel, Ruhelosigkeit
- bei derben geschwollenen Lymphknoten, Knoten unter der Haut
- bei rheumatischen Gelenkschwellungen

Dosierung

generell:
3 × täglich 1–2 Tbl. D6 oder 2 × täglich 1–2 Tbl. D12

bei Schilddrüsenunterfunktion:
1–3 × täglich 1–2 Tbl. D6

bei Schilddrüsenüberfunktion:
1–2 × täglich 1–2 Tbl. D12

Hinweis:
Sollten Unruhegefühle auftreten, reduzieren Sie die Dosierung.

Nr. 16

Lithium chloratum

Lithium chloratum kommt in der Lunge vor.

Dieses Mineralsalz hat sich als Mittel bei Depressionen, oft auch in Verbindung mit Kalium phosphoricum, bewährt. Es hat auch eine Wirkung auf den Stoffwechsel der Niere und auf die Harnsäurelösung bzw. -ausscheidung.

Anwendungsgebiete

- bei Depressionen
- bei rheumatisch-gichtigen Beschwerden
- bei chronischer Gelenkversteifung (Finger und Zehen)
- bei erhöhter Harnsäure
- bei Nierenerkrankungen, bei Entzündungen der Harnwege
- bei Herzproblemen (Stechen, Klopfen, Zittern, Flattern)
- bei Abmagerung und Auszehrung

Dosierung

Dieses Mineralsalz wird oft in Kombination mit Nr. 5, 9, 10 oder 11 verwendet.

generell:
3 × täglich 1–3 Tbl. D6 oder 2 × täglich 1–3 Tbl. D12

Depression, manisch-depressiv:
2 × täglich 2–3 Tbl. D12

Nr. 17

Manganum sulfuricum

Dieses Mineralsalz kommt besonders im Blut und im Knorpel vor. Es unterstützt die Bindung des Sauerstoffs an das Blut und die Bildung des roten Blutfarbstoffes durch das phosphorsaure Eisen (oft in Kombination mit Ferrum phosphoricum D 12). Zusätzlich aktiviert es Enzyme, Hormone und Vitamine.

Anwendungsgebiete

- bei Blutarmut (Anämie, wenn die Eisenzufuhr erfolglos ist)
- bei Ermüdungszuständen
- bei Kreislaufstörungen
- bei Nervenschwäche (Gedächtnisprobleme und Konzentrationsschwäche)
- bei rheumatischen Beschwerden
- zur Förderung des Knochenwachstums

Dosierung

generell:
3 × täglich 1–3 Tbl. D6 oder 2 × täglich 1–3 Tbl. D12

Nr. 18

Calcium sulfuratum

Dieses Mineralsalz wirkt auf den Stoffwechsel und unterstützt die Ausscheidungsprozesse. Es kann zur Ausleitung von Schwermetallen eingesetzt werden.

Anwendungsgebiete

- bei Erschöpfung mit Gewichtsverlust trotz Heißhunger
- zur Amalgamausleitung
- bei rheumatischen Beschwerden

Dosierung

generell (bewährt hat sich die Gabe der D 12):
3 × täglich 1–3 Tbl. D6 oder 2 × täglich 1–3 Tbl. D 12

Nr. 19

Cuprum arsenicosum

Dieses Mineralsalz kommt hauptsächlich in Galle und Leber vor. Es hat eine entspannende Wirkung auf das Nervensystem, ist auch für die Eisenaufnahme wichtig und wirkt katalysatorisch auf Enzyme und Vitamine.

Anwendungsgebiete

- bei mangelnder Nierentätigkeit (auch in der Schwangerschaft)
- bei nervlich bedingten Krämpfen (Keuchhusten und Asthma)
- bei chronischem Kopfschmerz
- bei Neuralgien, Ischias, Muskelkrämpfen
- bei Karbunkeln
- bei Epilepsie
- begleitend bei malignen Erkrankungen zur Kräftigung

Dosierung

generell (bewährt hat sich die Gabe der D 12):
3 × täglich 1–3 Tbl. D6 oder 2 × täglich 1–3 Tbl. D 12

Nr. 20

Kalium aluminium sulfuricum

Dieses Mineralsalz kommt nur in ganz geringen Mengen im Körper vor. Man findet es im Gestein (z. B. im Fichtelgebirge), im Bärlapp und in Farnen.

Anwendungsgebiete

- adstringierend für die Schleimhäute
- bei Gastroenteritis mit Blähungen, Koliken und Blutungen
- bei chronischer Bronchitis
- bei Heiserkeit bis zum Stimmverlust
- bei Altershaut
- bei Nervenüberreizung
- bei Schwindelgefühl

Dosierung

generell:
3 × täglich 1–3 Tbl. D 6 oder 2 × täglich 1–3 Tbl. D 12

Nr. 21

Zincum chloratum

Dieses Mineralsalz ist wichtig für das Zellwachstum und den Zellstoffwechsel, es wirkt vor allem auf Gehirn und Rückenmark.

In manchen Fällen kann es zur Entgiftung des Gehirns und der Nerven eingesetzt werden oder auch als Ersatz für Zinktabletten.

Anwendungsgebiete

- bei nervöser Erschöpfung mit Unruhe
- bei restless legs (unruhige Beine)
- bei Unfruchtbarkeit des Mannes
- bei Reizblase
- bei Ekzemen mit Juckreiz
- bei Herpes
- bei nervlich bedingter Schlaflosigkeit
- bei Haarausfall
- bei Diabetes

Dosierung

generell:
3 × täglich 2–4 Tbl. D 6 oder 2 × täglich 2–4 Tbl. D 12

Nr. 22

Calcium carbonicum

Calcium carbonicum kommt nicht im Körper, sondern in der weißen Innenschicht der Austernschale vor.

Dieses Mineralsalz hat einen guten Einfluss auf alle Knochenleiden. Es wirkt auch auf das vegetative Nervensystem ein, steuert die Nahrungsaufnahme und die Nahrungsausscheidung und ist ein gutes Lymphmittel.

Fehlt dem Körper Calcium carbonicum, tritt ein großes Verlangen nach Milch, Eiern, Bananen und Süßigkeiten auf.

Das Mineralsalz wirkt langsam, aber anhaltend.

Anwendungsgebiete

- bei Osteoporose
- bei spätem Fontanellenschluss
- bei langsamem und schmerzhaftem Zahndurchbruch
- bei spätem Laufen und Zahnen
- in der Schwangerschaft (große Erschlaffung, Schwäche)
- bei saurem Schweiß (besonders am Kopf)
- bei saurem Stuhl, Blähungen, Durchfall
- bei chronischen und akuten Schleimhautkatarrhen der Augen, Ohren und oberen Luftwegen
- bei Fettleibigkeit in der Jugend, ständigem Hungergefühl, fehlendem Sättigungsgefühl
- bei Lymphknotenschwellungen (vergrößerte Mandeln), Polypen
- bei Drüsenverhärtungen (besonders Ohrspeicheldrüse)
- bei Wurmbefall, besonders bei Kindern (Abwehrstärkung für den Darm)
- bei Neurodermitis
- bei Allergien

Dosierung

generell:
3 × täglich 1–4 Tbl. D6 oder 2 × täglich 1–4 Tbl. D12

beim Zahnen:
2 × täglich 1–2 Tbl. D6 (zusammen mit Calcium phosphoricum D6)

für die Verbesserung des Calciumhaushaltes besonders bei Kindern:
2–3 × täglich 1–4 Tbl. D6

Nr. 23

Natrium bicarbonicum

Dieses Mineralsalz kommt in der Leber vor und regt den Stoffwechsel zur Entschlackung und Entsäuerung an. Es entlastet Leber und Bauchspeicheldrüse.

Anwendungsgebiete

- bei trägem Stoffwechsel
- bei Harnsäureüberschuss
- bei Sodbrennen
- bei Nierenschäden

Dosierung

generell:

3 × täglich 1–3 Tbl. D6 oder 2 × täglich 1–3 Tbl. D 12

Nr. 24

Arsenum jodatum

Dieses Mineralsalz wirkt auf die serösen Häute der Lunge, der Lymphdrüsen und der Haut.

Durch seinen Jodanteil ist Arsenum jodatum auch für die Schilddrüsenfunktion wichtig. Es ist wichtig bei chronischen oder aggressiven Krankheitsverläufen.

Anwendungsgebiete

- bei Asthma (Bronchialasthma)
- bei chronischer Gastritis mit Abmagerung, Magengeschwüren
- bei Heuschnupfen
- bei Augenproblemen (wunder Augapfel, hervortretende Augen, geschwollene Lider, gerötete Bindehaut)
- bei nässenden Ekzemen, Akne
- bei Abmagerung von Kindern
- bei Schilddrüsenproblemen durch Jodmangel
- bei Durchfällen
- bei Afterjucken, Afterbrennen nach Stuhlgang
- bei Aphten
- bei Krampfgefühl in den Körperöffnungen
- für Frauen, die zu Schwäche und Ohnmacht neigen

Dosierung

generell:
3 × täglich 1–3 Tbl. D 6 oder 2 × täglich 1–3 Tbl. D 12

Bewährte Therapiekonzepte aus meiner Praxis

Schwangerschaft und Stillzeit

Gerade in der Schwangerschaft braucht die werdende Mutter verstärkt Spurenelemente, Mineralien und Vitamine. Die Gynäkologen empfehlen meist nur Jod, Folsäure, Eisen und Magnesium. Tatsache ist jedoch, dass die Frauen mit Beginn des Längenwachstums des Embryos folgende Schüßlersalze zusätzlich benötigen, um vielen Schwangerschaftsbeschwerden vorzubeugen: Calcium fluoratum (Nr. 1), Calcium phosphoricum (Nr. 2), Silicea (Nr. 11) und Calcium carbonicum (Nr. 22). Diese vier Mineralsalze sind darüber hinaus auch wichtige Begleiter in der Stillzeit. Bei Eisenmangel und Wadenkrämpfen sind Ferrum phosphoricum (Nr. 3) und Magnesium phosphoricum (Nr. 7) hilfreich.

Calcium fluoratum (Nr. 1)

- zur Verhinderung von Schwangerschaftsstreifen
- zur Behandlung von Kaiserschnittnarben
- nach Dammschnitten

Dosierung: 2 × täglich 2–4 Tbl. D 6 oder D 12 + Calcium fluoratum-Salbe

- bei Krampfaderneigung
- bei Hämorrhoiden

Dosierung: 2–3 × täglich 2–4 Tbl. D 6 oder D 12

- als Zahn- und Knochenschutz für Mutter und Kind

Dosierung: 3 × täglich 2–4 Tbl. D 3 oder D 6

Calcium phosphoricum (Nr. 2)

- als Zahn- und Knochenschutz für Mutter und Kind

Dosierung: 3 × täglich 2–4 Tbl. D 3 oder D 6

- bei Rückenschmerzen
- bei nächtlichen Wadenkrämpfen
- bei Gelenkschmerzen

Dosierung: 3 × täglich 2–4 Tbl. D 3 oder D 6

- bei Unwohlsein nach Eiweißgenuss

Dosierung: 3 × täglich 2–4 Tbl. D 3 oder D 6

- bei Erschöpfung und gleichzeitiger Unruhe
- bei Vergesslichkeit

Dosierung: 3 × täglich 2–4 Tbl. D 3 oder D 6

Ferrum phosphoricum (Nr. 3)

- bei Eisenmangel (auch parallel zu Eisenpräparaten zur besseren Aufnahme)
- bei Unverträglichkeit von Eisenpräparaten

Dosierung: 2–3 × täglich 2–4 Tbl. D 3 oder D 12

- bei Kreislaufproblemen
- bei Erschöpfung
- bei Vergesslichkeit

Dosierung: 2–3 × täglich 2–4 Tbl. D 3, D 6 oder D 12

Magnesium phosphoricum (Nr. 7)

- bei Wadenkrämpfen
- bei vorzeitigen Wehen

Dosierung: 3 × täglich 2–4 Tbl. D 6

- zur Geburtseinleitung

Dosierung: 10 Tbl. D 6 in einem Glas heißem Wasser auflösen (»heiße Sieben«) und schluckweise nacheinander trinken (auch mehrmalige Anwendung)

Silicea (Nr. 11)

- als Zahn- und Knochenschutz für Mutter und Kind

Dosierung: 3 × täglich 2–4 Tbl. D 3 oder D 6

- bei Haarausfall
- bei Haut- und Nagelproblemen

Dosierung: 3 × täglich 2–4 Tbl. D 3 oder D 6

Calcium carbonicum (Nr. 22)

- als Zahn- und Knochenschutz für Mutter und Kind

Dosierung: 3 × täglich 2–4 Tbl. D 6

- bei Krampfadern
- bei Hämorrhoiden

Dosierung: 2–3 × täglich 2–4 Tbl. D 6 oder D 12

- bei Erschöpfung
- bei Schwitzen (Kopf und Dekolleté)

Dosierung: 2–3 × täglich 2–4 Tbl. D 6 oder D 12

Wachstum

In meiner Praxis hat es sich immer wieder anhand meines Wegatest®-Verfahrens gezeigt, dass Kinder in Zeiten des Zahnens, des Zahnwechsels und des Längenwachstums besonders viel Calcium phosphoricum (Nr. 2) brauchen. Es ist das wichtigste Mineralsalz in den ersten 15 Lebensjahren. Beim Zahnen und Zahnwechsel hilft es zusammen mit Calcium carbonicum (Nr. 22), dass die Zähne eine gute Qualität bekommen, aber auch leicht und schnell den Kiefer durchbrechen. Wenn Kinder, egal welchen Alters, unter Wachstumsschmerzen leiden, hilft Calcium phosphoricum (Nr. 2) diese innerhalb von wenigen Tagen zu beseitigen. Generell hat es sich sehr bewährt, den Kindern in den o.g. Wachstumsphasen Calcium phosphoricum (Nr. 2) in der D6 drei Wochen lang 3 Mal täglich 1 bis 2 Tabletten zu geben. Erfahrungsgemäß ist dieser erhöhte Bedarf nicht über die Nahrung zu decken.

Im Wachstum **Zahnungsprobleme und Zahnwechsel**

Calcium fluoratum (Nr. 1)

- für guten Zahnschmelz

Dosierung: je nach Alter 3 × täglich 1–2 Tbl. D6

- für Babys

Vitamin D (Vigantoletten) + 1 Tbl. Calc. fluoratum D6 täglich als Defluorettenersatz

Calcium phosphoricum (Nr. 2)

- für gute Zahnsubstanz
- für den Zahndurchbruch
- bei weißen Flecken auf den Zähnen

Dosierung: je nach Alter 3 × täglich 1–2 Tbl. D6, zusätzlich evtl. Calcipot Tabletten (beim Zahnwechsel)

Calcium carbonicum (Nr. 22)

- für den schnelleren und schmerzloseren Zahndurchbruch, wenn die Zähne im Kiefer bereits zu sehen sind

Dosierung: je nach Alter 3 × täglich 1–2 Tbl. D6

Calcium fluoratum (Nr. 1)

- für die Knochenhärte

Dosierung: je nach Alter 3 × täglich 1–2 Tbl. D6

- für die Elastizität der Knochen

Dosierung: je nach Alter 3 × täglich 1–2 Tbl. D6
und zusätzlich Magnesium phosphoricum (Nr. 7): 3 × täglich 1–2 Tbl. D6

Calcium phosphoricum (Nr. 2)

- wichtigstes Mittel bei Wachstumsschmerzen, während des Längenwachstums, zur Stärkung der Wirbelsäule in der Aufrichtungsphase und in der Pubertät

Dosierung: je nach Alter 3 × täglich 1–2 Tbl. D6,
zusätzlich evtl. Vitamin D (Vigantoletten) und ab 4 bis 5 Jahren Calcipot Tabletten

Calcium carbonicum (Nr. 22)

- zur Kräftigung der Knochen
- bei ungenügendem und spätem Fontanellenschluss

Dosierung: je nach Alter 3 × täglich 1–2 Tbl. D6

Silicea (Nr. 11)

- bei weichen brüchigen Nägeln
- bei weißen Flecken auf den Nägeln

Dosierung: je nach Alter 3 × täglich 1–2 Tbl. D6 oder D12

Magnesium phosphoricum (Nr. 7)

- bei Nägelbeißen

Dosierung: je nach Alter 3 × täglich 1–2 Tbl. D6

Im Wachstum **Schlafprobleme**

Calcium phosphoricum (Nr. 2)

- bei zu spätem Einschlafen

Dosierung: je nach Alter 3 × täglich 1–2 Tbl. D 6

Kalium phosphoricum (Nr. 5)

- bei Einschlafstörungen nervöser Kinder

Dosierung: je nach Alter 3 × täglich 1–2 Tbl. D 6 (nicht nach 18 Uhr)

Magnesium phosphoricum (Nr. 7)

- bei Einschlafstörungen nach einem anstrengenden Tag
- generell bei angespannten Kindern

Dosierung: je nach Alter 3 × täglich 1–2 Tbl. D 6

Kalium bromatum (Nr. 14)

- bei Einschlafstörungen und Schlaflosigkeit bei geistig überforderten Kindern

Dosierung: je nach Alter 3 × täglich 1–2 Tbl. D 12

Im Wachstum **Eisenmangel**

Ferrum phosphoricum (Nr. 3)

- bei Blässe
- bei eingerissenen Ohrläppchen und eingerissenen Mundwinkeln
- bei einsetzender Periode

Dosierung: je nach Alter 2–3 × täglich 1–2 Tbl. D 3 oder D 12, zusätzlich evtl. Vitamin C und Cuprum met. D 6

Calcium phosphoricum (Nr. 2) oder Natrium chloratum (Nr. 8)

- falls der Erfolg mit Ferrum phosphoricum ausbleibt

Dosierung: je nach Alter 2–3 × täglich 1–2 Tbl. D 6

Calcium phosphoricum (Nr. 2)

- bei Nasenbluten in der Pubertät, besonders bei Jungen

Dosierung: 2–3 × täglich 2 Tbl. D6

Infekte

Die Schüßlersalze können in Erkältungszeiten (November bis März) nicht nur zur akuten Infektbehandlung, sondern auch als Prophylaxe bei Kindern sowie Erwachsenen eingesetzt werden. Hier hat sich die tägliche Einnahme von 1 bis 2 Mal 1 bis 3 Tabletten Ferrum phosphoricum D6 oder D 12 bewährt. Bei der Akutbehandlung können die unten aufgeführten Schüßlersalze sehr gut miteinander kombiniert werden, d. h. man kann z. B. Ferrum phosphoricum zusammen mit Kalium chloratum bei vielen Erkältungsformen mehrmals täglich einnehmen.

Ferrum phosphoricum (Nr. 3)

- bei leichtem Fieber, bei dem sich das Kind oder der Erwachsene wohlfühlen

Dosierung: stündlich 1–2 Tbl. D6 oder D 12

- bei Mittelohrentzündungen

Dosierung: im stündlichen Wechsel mit Belladonna D6 1 Tbl. D6

- bei Husten und Schnupfen

Dosierung:
als Prophylaxe 1–2 × täglich 1–2 Tbl. D6 oder D 12
akut stündlich 1 Tbl. D6 oder D 12 bzw. 2–3 × täglich 1–4 Tbl. D6 oder D 12

Kalium chloratum (Nr. 4)

- bei Bronchitis
- bei festsitzendem Schnupfen

Dosierung: 3 × täglich 1–4 Tbl. D6

- bei Impffolgen

Dosierung: Kinder 3 × täglich 4 Tbl. D6, Erwachsene 3 × täglich 6 Tbl. D6

Kalium phosphoricum (Nr. 5)

- bei Fieber über 38,5 °C

Dosierung: stündlich 1 Tbl. D6 oder 3 × täglich 1–3 Tbl. D6

Kalium sulfuricum (Nr. 6)

- bei eitrigen Halsentzündungen
- bei Stirn- und Kieferhöhlenvereiterung

Dosierung: stündlich 1 Tbl. D6 oder 3 × täglich 1–3 Tbl. D6

- bei Husten mit Schleimrasseln

Dosierung: 3–5 × täglich 1–2 Tbl. D6

Natrium chloratum (Nr. 8)

- bei Fließschnupfen
- bei Schnupfen mit Geschmacks- und Geruchsverlust

Dosierung: 3 × täglich 1–4 Tbl. D 6

Lern- und Konzentrationsprobleme

Die Behandlung von Lern- und Konzentrationsproblemen überwiegend bei Kindern, aber auch zunehmend bei Erwachsenen, nimmt in meiner Praxis einen immer größeren Raum ein. Die Ursachen sind vielfältig. Sie reichen vom Lecithinmangel über Umweltgiftbelastungen (z. B. Amalgam) bis hin zu schlechter und unregelmäßiger Ernährung, zuwenig Flüssigkeitsaufnahme, fehlendem Selbstvertrauen und An- und Verspannungen. Bei der Behandlung von Lern- und Konzentrationsstörungen haben sich die Schüßlersalze sehr gut bewährt. Zusätzlich verordne ich bei Lecithinmangel Lecithin, gebe Ernährungshinweise wie regelmäßiges Essen und ausreichendes Trinken. Manchmal rate ich zu einer Zahnsanierung oder gebe Bachblüten (z. B. Nr. 7, 18, 20 und 23).

Calcium phosphoricum (Nr. 2)

- bei Zappelphilippsyndrom
- bei Schulkopfschmerz
- bei schneller Erschöpfung

Dosierung: 3 × täglich 2–4 Tbl. D 6, zusätzlich evtl. Arhama®-Nährkraft

Kalium phosphoricum (Nr. 5)

- bei begrenzter Aufnahmekapazität
- bei schlechter Konzentrationsfähigkeit

Dosierung: 3 × täglich 2–4 Tbl. D 6

Magnesium phosphoricum (Nr. 7)

- beim Lernen unter Zeitdruck
- bei Anspannung und Prüfungsangst

Dosierung: 3 × täglich 2–4 Tbl. D 6

Osteoporose

Bei Osteoporose handelt es sich vorrangig um einen Verbrauch und um eine Blockierung von Calcium phosphoricum durch zunehmende Übersäuerung, weniger um eine hormonelle Dysfunktion. Ein natürlicher Weg, Säuren auszuscheiden, ist die Regelblutung oder im Klimakterium das starke Schwitzen. Wird Calcium phosphoricum vermehrt für die Bindung von Säuren durch den Phosphatpuffer benötigt, fehlt es für den Knochenaufbau. Säuren werden entweder durch Stress oder den Genuss von viel Fleisch, Süßigkeiten, schwarzem Tee, Kaffee oder Alkohol gebildet. Um Säuren abzubauen, ist sportliche oder körperliche Betätigung wichtig. Weitere Ursachen für Osteoporose können Calcium-, Vitamin D- und Vitamin K-Mangel sein. Auch die lange Einnahme von Cortison, Antikoagulantien und Antibiotika kann Osteoporose mit verursachen. In meiner Praxis hat sich zur Osteoporosebehandlung die gemeinsame Gabe von Calcium (300–500 mg), Vitamin D (falls notwendig) und Schüßlersalzen sehr bewährt. Diese Kombination ermöglicht eine erfolgreiche Calciumeinlagerung in den Knochen.

Calcium fluoratum (Nr. 1)

Dosierung: 3 × täglich 2–4 Tbl. D3 oder D6

Calcium phosphoricum (Nr. 2)

Dosierung: 3 × täglich 2–4 Tbl. D3 oder D6

Silicea (Nr. 11)

Dosierung: 3 × täglich 2–4 Tbl. D3 oder D6

Calcium carbonicum (Nr. 22)

Dosierung: 3 × täglich 2–4 Tbl. D6

Man kann diese vier Schüßlersalze entweder nacheinander an einem Tag oder je zwei Schüßlersalze im täglichen Wechsel oder jedes Schüßlersalz einzeln einen Monat lang täglich einnehmen (2 Mal jährlich eine Dreimonatskur).

Fastenbegleitung

Fastenkrisen sind Ausscheidungskrisen, bei denen größere Mengen von im Binde- bzw. Fettgewebe abgelagerten Giftstoffen vom Körper nicht schnell genug ausgeschieden werden können. Das macht sich folgenderweise bemerkbar: alte Krankheitsherde können wieder aufflackern, Kopfschmerzen und Grippegefühl können auftreten; die Stimmung schwankt von depressiv bis euphorisch; manchmal wird man grundlos aggressiv; die Sehfähigkeit, die Reaktionsfähigkeit und die Merkfähigkeit lassen für diese Zeit nach. Ebenso können Verstopfung und Juckreiz der Haut auftreten. Was kann man dagegen tun? Viel Wasser und Tee trinken, Leberwickel, Sauna, Massage, Einlauf, Yoga, Qigong, Mineralien und Schüßlersalze. Die drei wichtigsten sind: Kalium sulfuricum (Nr. 6), Natrium phosphoricum (Nr. 9) und Natrium sulfuricum (Nr. 10). Beim Fasten hat sich die Einnahme von 2 bis 3 Tabletten mehrmals täglich beim Auftreten der jeweiligen Symptome bewährt. Zum Ende des Fastens nehmen Sie Calcium fluoratum (Nr. 1) D 12 und Silicea (Nr. 11) D 12 zur Festigung und Straffung des Bindegewebes im täglichen Wechsel drei Wochen lang je 2 Mal täglich 3 Tabletten.

Kalium phosphoricum (Nr. 5)

- zur Sauerstoffversorgung der Muskulatur und des Herzmuskels (besonders bei körperlicher Betätigung)
- bei Kreislaufproblemen, Herzklopfen, schweren Beinen und unruhigem Schlaf (Kaliumverlust durch starke Flüssigkeitsausscheidung)
- bei schlechtem Mundgeruch
- zur nervlichen Stärkung und bei Depressionen

Kalium sulfuricum (Nr. 6)

- zum Entgiften von Stoffwechsel- und Umweltgiften durch Leber und Bauchspeicheldrüse
- bei Hautjucken (durch Gifte in der Leber)
- bei Schlafstörungen zwischen 1 bis 4 Uhr morgens (Zeit der Leber)
- bei starker Müdigkeit und Depressivität besonders am Nachmittag (Sauerstoffmangel der Zellen)
- bei rheumatischen Gelenkbeschwerden
- zur Reinigung und Regeneration der Schleimhäute im Verdauungstrakt

Magnesium phosphoricum (Nr. 7)

- bei starkem Appetit auf Süßes
- bei Muskelkrämpfen
- bei Kopfschmerzen und Migräneneigung
- bei schlechtem Einschlafen
- bei Aggressivität und innerer Anspannung

Natrium chloratum (Nr. 8)

- zur Regeneration des Zellstoffwechsels
- bei sehr trockener und schuppiger Haut
- bei Wassereinlagerungen

Natrium phosphoricum (Nr. 9)

- zur Stabilisierung des Säure-Basen-Haushaltes, zur Anregung des Lymphabflusses
- zur Regulation des Eiweiß- und Fettstoffwechsels (also zur Gewichtsregulation)
- zur Ausscheidung von Harnsäure, Milchsäure, Kohlensäure
- bei Sodbrennen
- bei rheumatischen Beschwerden, bei Gichtschmerzen

Natrium sulfuricum (Nr. 10)

- zur Anregung der Nierenausscheidung und bei Wassereinlagerungen
- beim Frieren während des Fastens (Übersäuerung)
- zur Anregung der arteriellen und venösen Durchblutung
- bei hellem Stuhl und Blähungen (regt die Gallentätigkeit an)

Natrium bicarbonicum (Nr. 23)

- zur Ausscheidungsunterstützung von Leber, Galle, Bauchspeicheldrüse und Niere
- bei Sodbrennen

Sportlerunterstützung

Wenn ein Sportler gute Leistung bringen will, brauchen seine Sehnen und Muskeln optimale Versorgung und Unterstützung durch Mineralien. Natürlich reichen beim Leistungssportler nicht die Schüßlersalze alleine aus, er braucht auch normales Magnesium, L-Carnitin und vielleicht Elektrolyte. Durch die gleichzeitige Einnahme der Schüßlersalze werden diese Mineralien optimal von den Zellen aufgenommen und der Zellstoffwechsel wird angeregt. Die drei wichtigsten Sportlersalze sind Ferrum phosphoricum (Nr. 3), Kalium phosphoricum (Nr. 5) und Magnesium phosphoricum (Nr. 7). Während eines Wettkampfes oder eines Langstreckenlaufes können Sie alle drei Salze gemischt in der Hosentasche haben und mehrmals 3 bis 5 Tabletten lutschen.
Vergessen oder unterschätzen Sie bitte nicht, dass gerade auch ältere Menschen die Energie eines Leistungssportlers benötigen!

Calcium fluoratum (Nr. 1)

- steigert die Spannkraft der elastischen Fasern und der Sehnen
- stärkt die Gelenke und beugt Arthrose vor

Dosierung: 2 × täglich 3 Tbl. D 12 lutschen

Ferrum phosphoricum (Nr. 3)

- steigert die arterielle Durchblutung der Muskeln
- beugt Muskelfaserrissen vor und heilt diese auch sehr schnell
- steigert die Immunkraft

Dosierung: 2–3 × täglich 3 Tbl. D6 lutschen

Kalium phosphoricum (Nr. 5)

- sorgt für bessere Sauerstoffversorgung der Muskulatur und des Herzmuskels
- fördert den Energiestoffwechsel
- gleicht Kaliumverlust durch starkes Schwitzen aus
- verbessert den Herzrhythmus

Dosierung: 2–3 × täglich 3 Tbl. D6 lutschen

Magnesium phosphoricum (Nr. 7)

- wirkt entspannend und entkrampfend auf Muskulatur und Nerven
- beugt Muskelkater vor und baut ihn schnell ab (»heiße Sieben«)

Dosierung: 2–mehrmals täglich 3–5 Tbl. D6 lutschen,
bei Krämpfen 10 Tbl. D6 in einem Glas heißem Wasser auflösen (»heiße Sieben«) und schluckweise nacheinander trinken

Hinweise zum Gebrauch der Schüßlersalze

Damit Sie sich schon anhand des Namens des jeweiligen Schüßlersalzes einen Überblick über dessen Wirkungsort und Wirkungsweise verschaffen können, geben wir Ihnen folgende Erläuterung.

Das positiv geladene Kation des Mineralsalzes gibt Auskunft über seinen **Wirkungsort**:
die Kaliumsalze wirken in der Zelle (intrazellulär),
die Natriumsalze wirken außerhalb der Zelle (extrazellulär),
die Calcium- und Magnesiumsalze wirken an der Zellmembran.

Das negativ geladene Anion des Mineralsalzes gibt Auskunft über seine **Wirkungsweise**:
die Phosphatverbindungen sorgen für Energie,
die Sulfatverbindungen reinigen und entgiften,
die Chloridverbindungen sorgen für den Transport durch die Zellmembran.

Wenn Sie, liebe Leserin, lieber Leser, in der Rubrik des Symptomregisters mehrere Mittel finden, so schlagen Sie diese im vorderen Teil unter den jeweiligen Schüßlersalzen nach und suchen sich ein oder zwei der Schüßlersalze heraus, die besonders gut zu dem Gesamtbild Ihrer Beschwerden passen. Mit diesen starten Sie dann Ihre Therapie. Sollte jedoch eine Kombination aus zwei oder drei Schüßlersalzen angegeben sein, so befolgen Sie diese. Wenn die gewünschte Besserung ausbleibt, Sie sich unsicher fühlen oder eine Verschlechterung erfahren, wenden Sie sich bitte an einen Therapeuten.

In der vorliegenden Neuauflage unseres Buches haben wir in dem anschließenden Symptomregister die Wichtigkeit der einzelnen Mittel gemäß unserer Praxiserfahrung durch drei unterschiedliche Schriftschnitte dargestellt:

Fettdruck:	Sehr wichtiges Schüßlersalz für vorliegendes Symptom
Kursivdruck:	Wichtiges Schüßlersalz für vorliegendes Symptom
Normaldruck:	Alternatives Schüßlersalz für vorliegendes Symptom

Symptomregister

Symptom	Mineralstoff		Hinweise
Ablagerungen			
durch Eiweißüberschuss	*Calcium phos.*	Nr. 2	
	Natrium phos.	Nr. 9	
durch Übersäuerung	*Calcium phos.*	Nr. 2	
	Natrium chlor.	Nr. 8	
	Natrium phos.	Nr. 9	
	Silicea	Nr. 11	
	Lithium chlor.	Nr. 16	
	Natrium bicarb.	Nr. 23	
Abmagerung			
mit Schwäche	**Kalium ars.**	Nr. 13	
mit Auszehrung	**Lithium chlor.**	Nr. 16	
von Kindern	**Silicea**	Nr. 11	
	Arsenum jod.	Nr. 24	
Absonderungen			
dick, zäh	Kalium chlor.	Nr. 4	
dünn, wässrig	Natrium chlor.	Nr. 8	
eitrig, gelb, schleimig	**Kalium sulf.**	Nr. 6	
	Silicea	Nr. 11	
	Calcium sulf.	Nr. 12	
eiweißhaltig	Calcium phos.	Nr. 2	
übelriechend, scharf	**Silicea**	Nr. 11	

Symptom	Mineralstoff		Hinweise
Abszess			
allgemein	Natrium sulf.	Nr. 10	
	Silicea	Nr. 11	
	Calcium sulf.	Nr. 12	
Eiterbeule (reifer Abszess)	**Silicea**	Nr. 11	
	Calcium sulf.	Nr. 12	
grünlicher, wässriger Eiter	Natrium sulf.	Nr. 10	
blutiger, jauchig stinkender Eiter	Kalium phos.	Nr. 5	
pochend, schmerzend	Ferrum phos.	Nr. 3	
verhärtet	Calcium fluor.	Nr. 1	
Achselschweiß			
reichlich	**Calcium phos.**	Nr. 2	
	Natrium phos.	Nr. 9	
reichlich und übelriechend	**Silicea**	Nr. 11	
Adipositas (Fettleibigkeit)			
bei Kindern	**Calcium carb.**	Nr. 22	
After			
Afterfistel	**Silicea**	Nr. 11	
Aftervorfall	**Calcium fluor.**	Nr. 1	
	Silicea	Nr. 11	
Einrisse, Fissuren	Calcium fluor.	Nr. 1	auch als Salbe
	Silicea	Nr. 11	auch als Salbe
Jucken oder Brennen	Arsenum jod.	Nr. 24	
Akne			
	Ferrum phos.	Nr. 3	
	Kalium chlor.	Nr. 4	
	Kalium sulf.	Nr. 6	
↓	**Silicea**	Nr. 11	

Symptom	Mineralstoff		Hinweise
↓	*Calcium sulf.*	Nr. 12	
	Kalium brom.	Nr. 14	
	Arsenum jod.	Nr. 24	
Alkohol			
Beschwerden nach Alkohol	Natrium phos.	Nr. 9	
	Natrium sulf.	Nr. 10	
Kater	**Natrium sulf.**	Nr. 10	
Schlafstörungen nach Alkohol	**Magnesium phos.**	Nr. 7	
Allergien			
gegen Eiweiß	**Calcium phos.**	Nr. 2	
gegen Mückenstiche, Tierhaare	*Calcium phos.*	Nr. 2	
Sonnenallergie	**Ferrum phos.**	Nr. 3	
nach Impfungen	*Kalium chlor.*	Nr. 4	
Altern			
frühzeitige Faltenbildung	**Calcium fluor.**	Nr. 1	auch als Salbe
	Silicea	Nr. 11	auch als Salbe
	Calcium carb.	Nr. 22	
Anämie (Blutarmut)			
	Calcium phos.	Nr. 2	nach Blutverlust
	Ferrum phos.	Nr. 3	bei Eisenmangel
	Natrium chlor.	Nr. 8	bei leerem Eisen-speicher
	Kalium ars.	Nr. 13	durch Nerven-störung
	Manganum sulf.	Nr. 17	

Symptom	Mineralstoff		Hinweise
Angina			
	Ferrum phos.	Nr. 3	
	Kalium sulf.	Nr. 6	auch als Salbe
	Silicea	Nr. 11	auch als Salbe
	Calcium sulf.	Nr. 12	auch als Salbe
	Calcium carb.	Nr. 22	
Angina pectoris			
	Kalium phos.	Nr. 5	beide Schüßler-salze als Kombination
	Magnesium phos.	Nr. 7	
Antibiotika			Regeneration
Folge von Antibiotikagaben	*Ferrum phos.*	Nr. 3	des Immunsystems
	Kalium chlor.	Nr. 4	der Schleimhäute
	Kalium sulf.	Nr. 6	der Schleimhäute
	Silicea	Nr. 11	der Schleimhäute
Antriebslosigkeit			
Schwäche morgens	**Kalium phos.**	Nr. 5	
Schwäche nachmittags	**Kalium sulf.**	Nr. 6	
durch Übersäuerung	*Natrium phos.*	Nr. 9	
bei molligen Kindern	**Calcium carb.**	Nr. 22	
Aphten			
	Ferrum phos.	Nr. 3	
	Kalium chlor.	Nr. 4	
	Natrium chlor.	Nr. 8	
	Arsenum jod.	Nr. 24	

Symptom	Mineralstoff		Hinweise
Appetit			
übermäßig	**Magnesium phos.**	Nr. 7	bes. auf Schokolade und Kakao
	Natrium phos.	Nr. 9	auf Limonade und Süßes
	Calcium carb.	Nr. 22	auf alles, auch viel Süßes
Appetitlosigkeit	*Calcium phos.*	Nr. 2	
	Natrium chlor.	Nr. 8	
	Silicea	Nr. 11	
	Kalium jod.	Nr. 15	
Appetit, weiß aber nicht worauf	**Kalium phos.**	Nr. 5	
Appetitverlust	Kalium phos.	Nr. 5	
	Natrium chlor.	Nr. 8	
Heißhunger mit Erschöpfung und Gewichtsverlust	Calcium sulf.	Nr. 18	
Arbeitsfähigkeit			
morgens gering	**Kalium phos.**	Nr. 5	
	Natrium phos.	Nr. 9	
nachmittags gering	**Kalium sulf.**	Nr. 6	
nur mit Kaffee und Zigaretten	Magnesium phos.	Nr. 7	
Arterienverkalkung			
	Calcium fluor.	Nr. 1	
	Ferrum phos.	Nr. 3	
	Natrium phos.	Nr. 9	
	Natrium sulf.	Nr. 10	
	Silicea	Nr. 11	

Symptom	Mineralstoff		Hinweise
Arthritis			
	Calcium fluor.	Nr. 1	
	Ferrum phos.	Nr. 3	auch als Salbe
	Kalium chlor.	Nr. 4	auch als Salbe
	Natrium chlor.	Nr. 8	auch als Salbe
	Natrium phos.	Nr. 9	auch als Salbe
	Natrium sulf.	Nr. 10	auch als Salbe
Arthrose			
	Calcium fluor.	Nr. 1	auch als Salbe
	Calcium phos.	Nr. 2	auch als Salbe
	Natrium chlor.	Nr. 8	auch als Salbe
	Natrium phos.	Nr. 9	auch als Salbe
	Silicea	Nr. 11	auch als Salbe
Fingergelenke	*Lithium chlor.*	Nr. 16	
Asthma			
allergisches Asthma	**Calcium phos.**	Nr. 2	
	Ferrum phos.	Nr. 3	
	Kalium chlor.	Nr. 4	
	Kalium phos.	Nr. 5	
	Kalium sulf.	Nr. 6	
	Natrium chlor.	Nr. 8	
	Natrium sulf.	Nr. 10	
	Kalium jod.	Nr. 15	
begleitet von Fieber	**Ferrum phos.**	Nr. 3	
	Kalium sulf.	Nr. 6	
	Natrium sulf.	Nr. 10	
begleitet von Katarrh mit Schleimbildung	**Ferrum phos.**	Nr. 3	
	Kalium sulf.	Nr. 6	
	Natrium sulf.	Nr. 10	
bei Kindern	Calcium phos.	Nr. 2	
	Kalium chlor.	Nr. 4	
↓	*Calcium carb.*	Nr. 22	

Symptom	Mineralstoff		Hinweise
↓ Bronchialasthma	*Calcium phos.*	Nr. 2	
	Kalium chlor.	Nr. 4	
	Magnesium phos.	Nr. 7	
	Kalium ars.	Nr. 13	
	Arsenum jod.	Nr. 24	
nervöses Asthma	**Calcium phos.**	Nr. 2	
	Kalium phos.	Nr. 5	
	Kalium sulf.	Nr. 6	
	Magnesium phos.	Nr. 7	
	Natrium chlor.	Nr. 8	
	Kalium brom.	Nr. 14	
	Cuprum ars.	Nr. 19	
Auffassungsvermögen			
vermindert	**Calcium phos.**	Nr. 2	
	Ferrum phos.	Nr. 3	
	Kalium phos.	Nr. 5	
	Magnesium phos.	Nr. 7	
	Kalium brom.	Nr. 14	
Aufregung			
	Calcium phos.	Nr. 2	
	Kalium phos.	Nr. 5	
	Magnesium phos.	Nr. 7	
	Kalium jod.	Nr. 15	
Aufstoßen			
bitter	*Natrium sulf.*	Nr. 10	
sauer	**Natrium phos.**	Nr. 9	
	Calcium carb.	Nr. 22	
anverdauter Speisen	Ferrum phos.	Nr. 3	
mit Blähungen	Kalium sulf.	Nr. 6	
	Magnesium phos.	Nr. 7	
↓	**Calcium carb.**	Nr. 22	

Symptom	Mineralstoff		Hinweise
↓von Luft	Magnesium phos.	Nr. 7	
Augen			
angestrengtes Sehen	**Silicea**	Nr. 11	(Computer)
Augentränen	**Natrium chlor.**	Nr. 8	
Augentrockenheit	**Natrium chlor.**	Nr. 8	
verklebte Augen	Natrium phos.	Nr. 9	
	Calcium sulf.	Nr. 12	
	Calcium carb.	Nr. 22	
Bindehautentzündung	**Calcium carb.**	Nr. 22	
	Ferrum phos.	Nr. 3	
	Kalium chlor.	Nr. 4	
	Natrium phos.	Nr. 9	
	Natrium sulf.	Nr. 10	
	Calcium sulf.	Nr. 12	
	Kalium jod.	Nr. 15	
	Arsenum jod.	Nr. 24	
Lidrandentzündung	**Silicea**	Nr. 11	
Sehschwäche durch Erschöpfung	Calcium fluor.	Nr. 1	
	Ferrum phos.	Nr. 3	
	Kalium phos.	Nr. 5	
	Magnesium phos.	Nr. 7	
	Silicea	Nr. 11	
Bänder			
	Calcium fluor.	Nr. 1	auch als Salbe
	Magnesium phos.	Nr. 7	auch als Salbe
	Silicea	Nr. 11	auch als Salbe

Symptom	Mineralstoff		Hinweise
Bandscheiben			
Beschwerden	*Calcium fluor.*	Nr. 1	
	Calcium phos.	Nr. 2	
	Natrium chlor.	Nr. 8	
	Silicea	Nr. 11	
	Calcium carb.	Nr. 22	
mit Schwächegefühl im Lendenwirbelbereich	**Calcium phos.**	Nr. 2	
	Silicea	Nr. 11	
Schmerzen	Calcium fluor.	Nr. 1	
	Calcium phos.	Nr. 2	
	Magnesium phos.	Nr. 7	
	Silicea	Nr. 11	
Basedow´sche Krankheit			
	Calcium fluor.	Nr. 1	
	Calcium phos.	Nr. 2	
	Magnesium phos.	Nr. 7	
	Kalium brom.	Nr. 14	
	Kalium jod.	Nr. 15	
	Arsenum jod.	Nr. 24	
Bauch			
Blähungen	Calcium phos.	Nr. 2	
	Ferrum phos.	Nr. 3	auch als Salbe
	Kalium sulf.	Nr. 6	
	Magnesium phos.	Nr. 7	auch als Salbe
	Natrium phos.	Nr. 9	
	Natrium sulf.	Nr. 10	
	Calcium carb.	Nr. 22	
Koliken, Krämpfe	**Magnesium phos.**	Nr. 7	»heiße Sieben«

Symptom	Mineralstoff		Hinweise
Beine			
offene Beine	*Kalium phos.*	Nr. 5	diese 3 Schüßler-salze sind in dieser Kombination sehr wirksam
	Natrium chlor.	Nr. 8	
	Natrium sulf.	Nr. 10	
schwer	**Kalium phos.**	Nr. 5	auch als Salbe
	Kalium sulf.	Nr. 6	auch als Salbe
Krämpfe	**Magnesium phos.**	Nr. 7	
	Cuprum ars.	Nr. 19	
Krämpfe nachts	**Calcium phos.**	Nr. 2	
unruhige Beine abends	**Zincum chlor.**	Nr. 21	dadurch Schlaf-losigkeit
Wettkampfvorbereitung	**Ferrum phos.**	Nr. 3	für Muskeldurch-blutung
	Kalium phos.	Nr. 5	für Sauerstoff
	Magnesium phos.	Nr. 7	für die Muskel-entspannung
Beschwerden			
abends zunehmend	**Kalium sulf.**	Nr. 6	
	Silicea	Nr. 11	
am Meer	**Natrium chlor.**	Nr. 8	
	Kalium jod.	Nr. 15	
durch feuchtkühles Wetter	Kalium sulf.	Nr. 6	
	Natrium sulf.	Nr. 10	
durch geistige Anstrengung	**Calcium phos.**	Nr. 2	
	Ferrum phos.	Nr. 3	
	Kalium phos.	Nr. 5	
	Magnesium phos.	Nr. 7	
	Kalium brom.	Nr. 14	
	Calcium carb.	Nr. 22	
durch Sonne	**Ferrum phos.**	Nr. 3	
durch zuviel Kälte	**Ferrum phos.**	Nr. 3	
	Silicea	Nr. 11	
↓			

Symptom	Mineralstoff		Hinweise
↓ durch Neumond	**Silicea**	Nr. 11	
	Calcium carb.	Nr. 22	
durch Vollmond	**Calcium carb.**	Nr. 22	
durch Überanstrengung	Ferrum phos.	Nr. 3	
	Magnesium phos.	Nr. 7	
	Natrium phos.	Nr. 9	
	Calcium carb.	Nr. 22	
Besenreiser			
	Calcium fluor.	Nr. 1	
	Ferrum phos.	Nr. 3	auch als Salbe
	Kalium chlor.	Nr. 4	zur Blutverdünnung
	Natrium sulf.	Nr. 10	auch als Salbe
	Silicea	Nr. 11	auch als Salbe
Bienenstiche			
	Calcium phos.	Nr. 2	auch als Salbe
	Natrium chlor.	Nr. 8	auch als Salbe
Bindegewebe			
Abmagerung	**Silicea**	Nr. 11	
	Kalium ars.	Nr. 13	
	Lithium chlor.	Nr. 16	
	Arsenum jod.	Nr. 24	bei Kindern
Schwäche	**Calcium fluor.**	Nr. 1	auch als Salbe
	Silicea	Nr. 11	auch als Salbe

Symptom	Mineralstoff		Hinweise
Bindehautentzündung			
allgemein	**Ferrum phos.**	Nr. 3	
	Kalium sulf.	Nr. 6	
	Natrium phos.	Nr. 9	
	Silicea	Nr. 11	
	Calcium sulf.	Nr. 12	
	Arsenum jod.	Nr. 24	
eitrig	*Silicea*	Nr. 11	
	Calcium sulf.	Nr. 12	bei Erwachsenen
	Calcium carb.	Nr. 22	bei Kindern
trocken, sandig	**Natrium chlor.**	Nr. 8	
Blähungen			
allgemein	Kalium sulf.	Nr. 6	
	Magnesium phos.	Nr. 7	
	Natrium phos.	Nr. 9	
	Natrium sulf.	Nr. 10	
	Calcium carb.	Nr. 22	
kolikartig, Nabelkoliken	**Magnesium phos.**	Nr. 7	»heiße Sieben«
Bläschen			
blutig, stinkend	Kalium phos.	Nr. 5	
Eiterbläschen	*Natrium phos.*	Nr. 9	auch als Salbe
	Silicea	Nr. 11	auch als Salbe
	Calcium sulf.	Nr. 12	auch als Salbe
eiweißhaltig	**Calcium phos.**	Nr. 2	auch als Salbe
grünlichgelb, wässrig	**Natrium sulf.**	Nr. 10	
mit hellrotem Rand	**Kalium phos.**	Nr. 5	auch als Salbe
um den Mund	**Natrium chlor.**	Nr. 8	
	Kalium jod.	Nr. 15	
wässrig, klar	**Natrium chlor.**	Nr. 8	auch als Salbe
Herpes	**Natrium chlor.**	Nr. 8	

Symptom	Mineralstoff		Hinweise
Blase			
entwässernd	*Natrium chlor.*	Nr. 8	
	Natrium sulf.	Nr. 10	
Blasenentzündung	**Ferrum phos.**	Nr. 3	
	Kalium chlor.	Nr. 4	
	Magnesium phos.	Nr. 7	
	Natrium chlor.	Nr. 8	
	Lithium chlor.	Nr. 16	
chron. Blasenentzündung	**Kalium sulf.**	Nr. 6	
	Silicea	Nr. 11	
	Calcium sulf.	Nr. 12	
	Lithium chlor.	Nr. 16	
Blasenschwäche	**Kalium phos.**	Nr. 5	
	Natrium chlor.	Nr. 8	besonders nachts
	Natrium phos.	Nr. 9	
	Natrium sulf.	Nr. 10	
Blasensenkung	**Calcium fluor.**	Nr. 1	
Schließmuskelschwäche	**Calcium fluor.**	Nr. 1	
Blasensteine			
vorbeugend	Calcium phos.	Nr. 2	
	Natrium phos.	Nr. 9	
	Natrium sulf.	Nr. 10	
	Silicea	Nr. 11	
Kolik	**Magnesium phos.**	Nr. 7	»heiße Sieben«
Blässe			
	Calcium phos.	Nr. 2	
	Ferrum phos.	Nr. 3	

Symptom	Mineralstoff		Hinweise
Blut			
Blutarmut und Blutaufbau	**Calcium phos.**	Nr. 2	
	Ferrum phos.	Nr. 3	
	Natrium chlor.	Nr. 8	
	Manganum sulf.	Nr. 17	
dickflüssig	**Kalium chlor.**	Nr. 4	
	Kalium phos.	Nr. 5	
Blutandrang			
zum Kopf	Ferrum phos.	Nr. 3	
	Magnesium phos.	Nr. 7	
Blutdruck			
erhöht	Magnesium phos.	Nr. 7	
Bluterguss			
	Calcium fluor.	Nr. 1	
	Ferrum phos.	Nr. 3	auch als Salbe
	Kalium chlor.	Nr. 4	auch als Salbe
	Silicea	Nr. 11	
Blutgefäße			
erweitert	**Calcium fluor.**	Nr. 1	
	Ferrum phos.	Nr. 3	
	Silicea	Nr. 11	
krampfhaft verengt	Magnesium phos.	Nr. 7	
zur Pflege	**Calcium fluor.**	Nr. 1	
	Kalium chlor.	Nr. 4	
	Magnesium phos.	Nr. 7	
	Natrium phos.	Nr. 9	
	Silicea	Nr. 11	

Symptom	Mineralstoff		Hinweise
Blutungen			
	Ferrum phos.	Nr. 3	alle 10 Min. 1 Tbl.
Blutvergiftung			
	Kalium phos.	Nr. 5	alle 10 Min. 1 Tbl.
	Kalium sulf.	Nr. 6	
Brechdurchfall			
	Ferrum phos.	Nr. 3	
	Natrium chlor.	Nr. 8	
	Natrium sulf.	Nr. 10	
mit Kolik	Magnesium phos.	Nr. 7	»heiße Sieben«
Bronchitis			
mit Fieber	Ferrum phos.	Nr. 3	auch als Salbe
schwer löslicher Husten	**Kalium chlor.**	Nr. 4	
	Arsenum jod.	Nr. 24	
trockener Reizhusten	Natrium chlor.	Nr. 8	
krampfartiger Husten	Magnesium phos.	Nr. 7	
Schleimrasseln	**Kalium sulf.**	Nr. 6	auch als Salbe
	Calcium sulf.	Nr. 12	
eitrig	Silicea	Nr. 11	
chronische Bronchitis	Kalium alum. sulf.	Nr. 20	
Bruch			
Knochenbruch	*Calcium fluor.*	Nr. 1	
	Calcium phos.	Nr. 2	
	Silicea	Nr. 11	
	Calcium carb.	Nr. 22	
Eingeweidebruch	**Calcium fluor.**	Nr. 1	
	Silicea	Nr. 11	

Symptom	Mineralstoff		Hinweise
Brust			
Brusterschlaffung	*Calcium fluor.*	Nr. 1	auch als Salbe
	Silicea	Nr. 11	auch als Salbe
Knoten, gutartig	**Calcium fluor.**	Nr. 1	auch als Salbe
	Silicea	Nr. 11	auch als Salbe
Entzündung	**Ferrum phos.**	Nr. 3	auch als Salbe
	Natrium phos.	Nr. 9	auch als Salbe
	Calcium sulf.	Nr. 12	auch als Salbe
Brustwarzen			
wund, blutend	Ferrum phos.	Nr. 3	auch als Salbe
	Natrium chlor.	Nr. 8	auch als Salbe
rissig	*Calcium fluor.*	Nr. 1	auch als Salbe
	Kalium phos.	Nr. 5	auch als Salbe
Cholesterin (hoch)			
allgemein	Calcium phos.	Nr. 2	
	Kalium sulf.	Nr. 6	
durch Stress und unregelmäßiges Essen	*Magnesium phos.*	Nr. 7	
Darm			
Erschlaffung	Calcium fluor.	Nr. 1	Bindegewebe
	Ferrum phos.	Nr. 3	Darmbewegung
Darmgrippe	**Ferrum phos.**	Nr. 3	
	Kalium chlor.	Nr. 4	
	Natrium chlor.	Nr. 8	
	Natrium sulf.	Nr. 10	
Entzündung	**Ferrum phos.**	Nr. 3	
	Kalium chlor.	Nr. 4	
	Natrium sulf.	Nr. 10	
	Kalium ars.	Nr. 13	
↓			

Symptom	Mineralstoff		Hinweise
↓Kolik	**Magnesium phos.**	Nr. 7	»heiße Sieben«
	Cuprum ars.	Nr. 19	
Divertikel (Aussackung)	**Calcium fluor.**	Nr. 1	
	Ferrum phos.	Nr. 3	
	Silicea	Nr. 11	
Darmträgheit	**Ferrum phos.**	Nr. 3	
	Kalium chlor.	Nr. 4	
	Magnesium phos.	Nr. 7	
	Natrium chlor.	Nr. 8	
	Natrium phos.	Nr. 9	
eingerissener Anus	*Calcium fluor.*	Nr. 1	auch als Salbe
	Silicea	Nr. 11	auch als Salbe
Denken			
schwerfällig, nicht flexibel	*Calcium fluor.*	Nr. 1	
strengt an	**Calcium phos.**	Nr. 2	
	Kalium phos.	Nr. 5	
	Kalium brom.	Nr. 14	
macht Kopfschmerzen	**Calcium phos.**	Nr. 2	
	Silicea	Nr. 11	
Lernmischung	Ferrum phos.	Nr. 3	
	Kalium phos.	Nr. 5	
	Magnesium phos.	Nr. 7	
Depressive Verstimmung			
	Kalium phos.	Nr. 5	vormittags
	Kalium sulf.	Nr. 6	nachmittags
	Natrium chlor.	Nr. 8	mit Traurigkeit
	Kalium jod.	Nr. 15	
	Lithium chlor.	Nr. 16	starke Depression
mit Verminderung der geistigen Ansprechbarkeit (nach Schlaganfall)	**Kalium brom.**	Nr. 14	

Symptom	Mineralstoff		Hinweise
Diabetes			
begleitend	Kalium chlor.	Nr. 4	
	Kalium sulf.	Nr. 6	
	Magnesium phos.	Nr. 7	
	Natrium sulf.	Nr. 10	+ Zinkgluconat
	Zincum chlor.	Nr. 21	
Drüsen			
anregend	Kalium chlor.	Nr. 4	auch als Salbe
	Kalium sulf.	Nr. 6	auch als Salbe
	Natrium phos.	Nr. 9	
Verhärtung	**Calcium fluor.**	Nr. 1	auch als Salbe
	Natrium phos.	Nr. 9	auch als Salbe
	Silicea	Nr. 11	auch als Salbe
Schwellung	**Calcium carb.**	Nr. 22	
Durchblutungsstörung			
arterielle	*Calcium fluor.*	Nr. 1	
	Ferrum phos.	Nr. 3	
	Magnesium phos.	Nr. 7	
	Natrium sulf.	Nr. 10	
	Silicea	Nr. 11	
venös	*Calcium fluor.*	Nr. 1	
	Natrium sulf.	Nr. 10	auch als Salbe
	Silicea	Nr. 11	
	Calcium carb.	Nr. 22	besonders in der Schwangerschaft
Durchfall			
allgemein	*Ferrum phos.*	Nr. 3	
	Natrium chlor.	Nr. 8	
	Natrium sulf.	Nr. 10	
stinkend, faulig	Kalium phos.	Nr. 5	
↓			

Symptom	Mineralstoff		Hinweise
↓ durch Übersäuerung	**Natrium phos.**	Nr. 9	
chronisch	Kalium chlor.	Nr. 4	
	Natrium chlor.	Nr. 8	
gelb	Natrium phos.	Nr. 9	
grünlich gelb	*Natrium sulf.*	Nr. 10	
mit Kolik	Magnesium phos.	Nr. 7	
wässrig	Kalium ars.	Nr. 13	
Gastroenteritis	Kalium alum. sulf.	Nr. 20	
	Arsenum jod.	Nr. 24	
Eisenmangel			
	Calcium phos.	Nr. 2	nach Blutverlust
	Ferrum phos.	Nr. 3	auch in der Schwangerschaft
	Natrium chlor.	Nr. 8	leere Eisenspeicher
	Manganum sulf.	Nr. 17	zur besseren Eisenaufnahme
Eiterungen			
allgemein	**Silicea**	Nr. 11	auch als Salbe
	Calcium sulf.	Nr. 12	auch als Salbe
übelriechend	**Kalium phos.**	Nr. 5	
	Silicea	Nr. 11	
Fisteln	Calcium fluor.	Nr. 1	
	Silicea	Nr. 11	
	Calcium sulf.	Nr. 12	
Eiweiß			
Unverträglichkeit	**Calcium phos.**	Nr. 2	
	Natrium phos.	Nr. 9	

Symptom	Mineralstoff		Hinweise
Ekzem			
allgemein	**Kalium sulf.**	Nr. 6	auch als Salbe
	Silicea	Nr. 11	auch als Salbe
auf der Kopfhaut	**Natrium chlor.**	Nr. 8	
schuppig	**Kalium sulf.**	Nr. 6	auch als Salbe
	Natrium chlor.	Nr. 8	auch als Salbe
	Silicea	Nr. 11	auch als Salbe
nässend	Arsenum jod.	Nr. 24	
Elastizitätsmangel			
	Calcium fluor.	Nr. 1	auch als Salbe
	Silicea	Nr. 11	auch als Salbe
Energiemangel			
	Calcium phos.	Nr. 2	durch Wachstum
	Ferrum phos.	Nr. 3	bei Eisenmangel
	Kalium phos.	Nr. 5	nervl. Erschöpfung
	Magnesium phos.	Nr. 7	durch Anspannung
	Natrium phos.	Nr. 9	durch Übersäuerung
Entgiftung und Entschlackung			
	Kalium chlor.	Nr. 4	Narkosegifte
	Kalium sulf.	Nr. 6	Umwelt-, Medikamentengifte
	Natrium phos.	Nr. 9	Stoffwechselgifte
	Natrium sulf.	Nr. 10	Stoffwechselgifte
	Calcium sulfuratum	Nr. 18	Amalgamausscheidung
Entwöhnung			
von Suchtmitteln	**Magnesium phos.**	Nr. 7	Schokolade, Alkohol

Symptom	Mineralstoff		Hinweise
Entzündung			
beginnend	**Ferrum phos.**	Nr. 3	auch als Salbe
	Natrium phos.	Nr. 9	auch als Salbe
chronisch	**Kalium sulf.**	Nr. 6	auch als Salbe
	Calcium sulf.	Nr. 12	auch als Salbe
chronisch mit Eiter	**Silicea**	Nr. 11	auch als Salbe
	Calcium sulf.	Nr. 12	auch als Salbe
mit Hautschuppung	*Kalium sulf.*	Nr. 6	auch als Salbe
mit Schwellung	*Kalium chlor.*	Nr. 4	auch als Salbe
Erbrechen			
akut, krampfhaft	**Magnesium phos.**	Nr. 7	»heiße Sieben«
von Galle	**Natrium sulf.**	Nr. 10	
schaumig	Natrium chlor.	Nr. 8	
von Speisen	Ferrum phos.	Nr. 3	
von Wasser	*Natrium chlor.*	Nr. 8	
sauer	*Natrium phos.*	Nr. 9	
	Calcium carb.	Nr. 22	
Erkältung			
allgemein	**Ferrum phos.**	Nr. 3	
	Kalium chlor.	Nr. 4	
	Natrium chlor.	Nr. 8	
	Calcium carb.	Nr. 22	
vorbeugend	Ferrum phos.	Nr. 3	1–2 × tgl. 1–2 Tbl.
chronisch	**Kalium sulf.**	Nr. 5	
	Natrium sulf.	Nr. 10	
	Silicea	Nr. 11	
	Calcium sulf.	Nr. 12	

Symptom	Mineralstoff		Hinweise
Ermüdung			
durch Sauerstoffmangel	Ferrum phos.	Nr. 3	
	Kalium phos.	Nr. 5	
	Kalium sulf.	Nr. 6	
durch Übersäuerung	**Natrium phos.**	Nr. 9	
nach dem Essen	**Natrium sulf.**	Nr. 10	
mentale Übermüdung	*Kalium phos.*	Nr. 5	
durch Stress	*Magnesium phos.*	Nr. 7	
durch zuviel Arbeit	Calcium phos.	Nr. 2	
	Ferrum phos.	Nr. 3	
	Kalium phos.	Nr. 5	
	Calcium carb.	Nr. 22	
mit Gewichtsverlust trotz Heißhunger	Calcium sulfuratum	Nr. 18	
nervöse Erschöpfung mit Unruhe	Zincum chlor.	Nr. 21	
Erste Hilfe			
bei Verletzung	**Ferrum phos.**	Nr. 3	alle 10 Min. 1 Tbl.
bei Verbrennung	**Natrium chlor.**	Nr. 8	alle 10 Min. 1 Tbl. + Arhama®-Salbe
Faltenbildung			
	Calcium fluor.	Nr. 1	auch als Salbe
	Silicea	Nr. 11	auch als Salbe
Fasten			
	Kalium sulf.	Nr. 6	
	Natrium phos.	Nr. 9	
	Natrium sulf.	Nr. 10	
	Natrium bicarb.	Nr. 23	

Symptom	Mineralstoff		Hinweise
Fett			
Fettleibigkeit	*Natrium chlor.*	Nr. 8	oft aus Kummer
	Natrium phos.	Nr. 9	
bei Kindern	**Calcium carb.**	Nr. 22	
Lipome	Natrium phos.	Nr. 9	auch als Salbe
	Natrium sulf.	Nr. 10	auch als Salbe
	Silicea	Nr. 11	auch als Salbe
	Calcium carb.	Nr. 22	
Fieber			
bis 38,8 °C	**Ferrum phos.**	Nr. 3	
über 38,8 °C	**Kalium phos.**	Nr. 5	
Fingernägel			
zu weich	*Calcium fluor.*	Nr. 1	
brüchig	**Silicea**	Nr. 11	
splittern wie Glas	**Calcium fluor.**	Nr. 1	
Riss in der Mitte des Nagels	**Silicea**	Nr. 11	
blättern	**Silicea**	Nr. 11	
Längsrillen	**Silicea**	Nr. 11	
weiße Flecken	*Calcium phos.*	Nr. 2	
	Silicea	Nr. 11	
Nägelkauen	**Magnesium phos.**	Nr. 7	
Fisteln			
	Kalium chlor.	Nr. 4	
	Silicea	Nr. 11	
	Calcium sulf.	Nr. 12	

Symptom	Mineralstoff		Hinweise
Flechten			
	Kalium sulf.	Nr. 6	auch als Salbe
	Natrium chlor.	Nr. 8	auch als Salbe
	Natrium phos.	Nr. 9	auch als Salbe
	Silicea	Nr. 11	auch als Salbe
	Calcium sulf.	Nr. 12	auch als Salbe
	Kalium jod.	Nr. 15	
	Arsenum jod.	Nr. 24	
	Calcium carb.	Nr. 22	Windflechten bei Kindern auf den Wangen
Fontanellen			
spät schließend	**Calcium carb.**	Nr. 22	
Fremdkörper			
Ausscheidung von Splittern usw.	**Silicea**	Nr. 11	auch als Salbe
Füße			
feuchtkalt	Natrium chlor.	Nr. 8	
	Silicea	Nr. 11	
	Calcium carb.	Nr. 22	
Fußschweiß	*Natrium phos.*	Nr. 9	reichlich
	Silicea	Nr. 11	übelriechend
	Calcium carb.	Nr. 22	säuerlich
geschwollen	*Natrium chlor.*	Nr. 8	auch als Salbe
	Natrium sulf.	Nr. 10	auch als Salbe
	Calcium carb.	Nr. 22	auch in der Schwangerschaft
Gicht	*Calcium phos.*	Nr. 2	auch als Salbe
	Natrium phos.	Nr. 9	auch als Salbe
	Silicea	Nr. 11	auch als Salbe
	Calcium sulf.	Nr. 12	auch als Salbe
↓			

Symptom	Mineralstoff		Hinweise
Schweregefühl	**Kalium phos.**	Nr. 5	auch als Salbe
	Kalium sulf.	Nr. 6	auch als Salbe
Fußpilz	Natrium sulf.	Nr. 10	
	Silicea	Nr. 11	
Gallenblase			
allgemein unterstützend	Kalium sulf.	Nr. 6	
	Natrium phos.	Nr. 9	
	Natrium sulf.	Nr. 10	
Kolik	**Magnesium phos.**	Nr. 7	»heiße Sieben«
Gallensteinvorbeugung	**Natrium phos.**	Nr. 9	
	Natrium sulf.	Nr. 10	
	Silicea	Nr. 11	
Gastritis			
	Kalium chlor.	Nr. 4	Schleimhaut-regeneration
	Magnesium phos.	Nr. 7	Stress
	Natrium chlor.	Nr. 8	Kummer
	Natrium phos.	Nr. 9	Übersäuerung
	Calcium sulf.	Nr. 12	Schleimhaut-regeneration
	Kalium ars.	Nr. 13	
Aufstoßen mit Gasen	Magnesium phos.	Nr. 7	
mit Durstgefühl und trockener Zunge	**Natrium chlor.**	Nr. 8	
mit Kräfteverlust	*Kalium phos.*	Nr. 5	
	Natrium chlor.	Nr. 8	
mit starker Säurebildung	**Natrium phos.**	Nr. 9	
mit Darmentzündung	Kalium ars.	Nr. 13	

Symptom	Mineralstoff		Hinweise
Gebärmutter			
Senkung/Vorfall	**Calcium fluor.**	Nr. 1	
	Silicea	Nr. 11	
Entzündung	Ferrum phos.	Nr. 3	
Geburt			
zur Einleitung	**Magnesium phos.**	Nr. 7	»heiße Sieben«
Wehenschwäche	Kalium phos.	Nr. 5	
Erleichterung	Calcium fluor.	Nr. 1	
	Calcium phos.	Nr. 2	
	Magnesium phos.	Nr. 7	
Rückbildung der Gebärmutter	**Calcium fluor.**	Nr. 1	
	Ferrum phos.	Nr. 3	
Gedächtnisschwäche			
	Calcium phos.	Nr. 2	
	Kalium phos.	Nr. 5	
	Natrium chlor.	Nr. 8	
	Silicea	Nr. 11	
	Kalium brom.	Nr. 14	
	Manganum sulf.	Nr. 17	
Gehirn			
Anregung der Hirntätigkeit	**Kalium phos.**	Nr. 5	
	Kalium brom.	Nr. 14	
	Kalium jod.	Nr. 15	
zur Lecithinbildung	**Kalium phos.**	Nr. 5	
Gehirnerschütterung	**Ferrum phos.**	Nr. 3	am besten Arnika D 30
Gelenke			
Knorpelprobleme	Kalium chlor.	Nr. 4	auch als Salbe
	Natrium chlor.	Nr. 8	auch als Salbe
↓			

Symptom	Mineralstoff		Hinweise
↓ knackend	**Natrium chlor.**	Nr. 8	
	Natrium sulf.	Nr. 9	
Arthrose	**Calcium fluor.**	Nr. 1	auch als Salbe
	Calcium phos.	Nr. 2	auch als Salbe
	Natrium chlor.	Nr. 8	Knorpelbildend
	Silicea	Nr. 11	auch als Salbe
Hypermobilität	Calcium fluor.	Nr. 1	
Entzündung	*Calcium phos.*	Nr. 2	auch als Salbe
	Ferrum phos.	Nr. 3	auch als Salbe
	Kalium sulf.	Nr. 6	auch als Salbe
	Natrium chlor.	Nr. 8	auch als Salbe
	Natrium phos.	Nr. 9	auch als Salbe
	Natrium sulf.	Nr. 10	auch als Salbe
	Calcium sulf.	Nr. 12	D 3 bei Bakterien und Viren
	Calcium carb.	Nr. 22	
Gelenkschwellung			
	Calcium phos.	Nr. 2	auch als Salbe
	Kalium chlor.	Nr. 4	auch als Salbe
	Natrium chlor.	Nr. 8	auch als Salbe
	Natrium phos.	Nr. 9	auch als Salbe
	Natrium sulf.	Nr. 10	auch als Salbe
Gelenkrheumatismus			
	Kalium chlor.	Nr. 4	auch als Salbe
	Kalium sulf.	Nr. 6	auch als Salbe
	Natrium chlor.	Nr. 8	auch als Salbe
	Natrium phos.	Nr. 9	auch als Salbe
	Natrium sulf.	Nr. 10	auch als Salbe
	Silicea	Nr. 11	auch als Salbe
	Calcium sulf.	Nr. 12	auch als Salbe
Fingergelenke	*Lithium chlor.*	Nr. 16	

Symptom	Mineralstoff		Hinweise
Gerstenkorn			
	Calcium fluor.	Nr. 1	
	Kalium chlor.	Nr. 4	
	Silicea	Nr. 11	
Geruchsverlust			
bei Erkältung	**Natrium chlor.**	Nr. 8	
Geschmack			
Verlust (bei Erkältung)	**Natrium chlor.**	Nr. 8	
bitter	*Natrium sulf.*	Nr. 10	
salzig	**Natrium chlor.**	Nr. 8	
sauer	*Natrium phos.*	Nr. 9	
Geschwulst			
	Calcium fluor.	Nr. 1	auch als Salbe
	Silicea	Nr. 11	auch als Salbe
Gesicht			
Neuralgie, Nervenentzündung	**Ferrum phos.**	Nr. 3	
	Kalium phos.	Nr. 5	
	Magnesium phos.	Nr. 7	
fettig, glänzend	Natrium phos.	Nr. 9	
grünlichgelblich	*Natrium sulf.*	Nr. 10	
bräunlichgelb	Kalium sulf.	Nr. 6	
gedunsen	Natrium chlor.	Nr. 8	
Muskellähmung	Kalium phos.	Nr. 5	
	Magnesium phos.	Nr. 7	
Gicht			
	Calcium phos.	Nr. 2	auch als Salbe
	Kalium sulf.	Nr. 6	auch als Salbe
↓	**Natrium phos.**	Nr. 9	auch als Salbe

Symptom	Mineralstoff		Hinweise
↓	Natrium sulf.	Nr. 10	auch als Salbe
	Silicea	Nr. 11	auch als Salbe
	Calcium sulf.	Nr. 12	auch als Salbe
	Lithium chlor.	Nr. 16	
	Natrium bicarb.	Nr. 23	
Grippe			
allgemein	**Ferrum phos.**	Nr. 3	
	Kalium sulf.	Nr. 6	
	Natrium sulf.	Nr. 10	
mit hohem Fieber	**Kalium phos.**	Nr. 5	
Erschöpfung nach Grippe	**Kalium sulf.**	Nr. 6	
Vorbeugung	**Ferrum phos.**	Nr. 3	1–2 × tgl. 1–2 Tbl.
Haare			
Haarprobleme allgemein	**Silicea**	Nr. 11	
trockene Schuppen	**Natrium chlor.**	Nr. 8	
klebrige Schuppen	*Kalium sulf.*	Nr. 6	
Haarausfall	**Silicea**	Nr. 11	
	Zincum chlor.	Nr. 21	
Halsentzündung			
allgemein	**Ferrum phos.**	Nr. 3	auch als Salbe
	Kalium chlor.	Nr. 4	
	Kalium jod.	Nr. 15	
mit chronischer Mandelschwellung	**Calcium carb.**	Nr. 22	
eitrig	**Kalium sulf.**	Nr. 6	auch als Salbe
	Silicea	Nr. 11	auch als Salbe
	Calcium sulf.	Nr. 12	auch als Salbe
mit übelriechendem Mundgeruch	**Kalium phos.**	Nr. 5	

Symptom	Mineralstoff		Hinweise
Haltungsschäden			
	Calcium fluor.	Nr. 1	
	Calcium phos.	Nr. 2	
	Silicea	Nr. 11	
Hämorrhoiden			
	Calcium fluor.	Nr. 1	auch als Salbe
	Kalium chlor.	Nr. 4	auch als Salbe
	Kalium sulf.	Nr. 6	auch als Salbe
	Natrium sulf.	Nr. 9	auch als Salbe
	Silicea	Nr. 11	auch als Salbe
Hände			
kalt	**Silicea**	Nr. 11	Füße auch
rissig	Calcium fluor.	Nr. 1	auch als Salbe
	Silicea	Nr. 11	auch als Salbe
feucht, schwitzig	**Kalium phos.**	Nr. 5	Aufregung
	Natrium phos.	Nr. 9	
	Silicea	Nr. 11	Füße auch, übelriechend
	Calcium carb.	Nr. 22	
Schwielen	**Calcium fluor.**	Nr. 1	auch als Salbe
Schwellung	Natrium chlor.	Nr. 8	auch als Salbe
	Natrium sulf.	Nr. 10	auch als Salbe
Hängebauch/Hängebrust			
	Calcium fluor.	Nr. 1	+ Gymnastik + Bürsten + heiß und kalt duschen
Harn			
Harndrang häufig	Natrium chlor.	Nr. 8	
Harndrang nachts	**Natrium chlor.**	Nr. 8	
↓ Harnstau	**Natrium sulf.**	Nr. 10	

Symptom	Mineralstoff		Hinweise
↓ eiweißhaltig	Calcium phos.	Nr. 2	
	Natrium phos.	Nr. 9	
sauer riechend	*Natrium phos.*	Nr. 9	
	Calcium carb.	Nr. 22	
Harngrieß			
	Calcium phos.	Nr. 2	
	Magnesium phos.	Nr. 7	
	Natrium phos.	Nr. 9	
	Natrium sulf.	Nr. 10	
	Silicea	Nr. 11	
kolikartige Schmerzen	**Magnesium phos.**	Nr. 7	»heiße Sieben«
Haut			
	bei Hautproblemen an zusätzliche Zinkeinnahme + Selen denken		Zinkorotat, Cefazink; für Kinder Zinkokehl-Tropfen
Abschuppung	*Kalium sulf.*	Nr. 6	auch als Salbe
Altersflecken	Kalium sulf.	Nr. 6	
	Natrium sulf.	Nr. 10	
Altershaut	Kalium alum. sulf.	Nr. 20	
Falten	**Calcium fluor.**	Nr. 1	Würfelfalten
	Silicea	Nr. 11	Knitterfältchen
juckend	**Kalium sulf.**	Nr. 6	auch ohne Ausschlag
	Natrium sulf.	Nr. 10	auch ohne Ausschlag
	Silicea	Nr. 11	auch ohne Ausschlag
	Kalium ars.	Nr. 13	nur mit Ausschlag
	Zincum chlor.	Nr. 21	nur mit Ausschlag
rauh, trocken	**Natrium chlor.**	Nr. 8	auch als Salbe
schrundig ↓	**Calcium fluor.**	Nr. 1	auch ohne mechan. Gründe

Symptom	Mineralstoff		Hinweise
↓ schlaff	**Calcium fluor.**	Nr. 1	
	Silicea	Nr. 11	
unrein	**Kalium sulf.**	Nr. 6	
	Natrium phos.	Nr. 9	
	Silicea	Nr. 11	
	Kalium brom.	Nr. 14	besonders Brust, Schultern, Gesicht
	Arsenum jod.	Nr. 24	
Warzen	**Calcium fluor.**	Nr. 1	
Hautabsonderungen			
blutig, faulig riechend	**Kalium phos.**	Nr. 5	
bräunlich, schleimig	**Kalium sulf.**	Nr. 6	
eitrig	*Kalium sulf.*	Nr. 6	
	Silicea	Nr. 11	
	Calcium sulf.	Nr. 12	
farblos, wässrig	**Natrium chlor.**	Nr. 8	
fettig	**Natrium chlor.**	Nr. 8	
	Natrium phos.	Nr. 9	
grünlichgelb, wässrig	**Natrium sulf.**	Nr. 10	
eiweißhaltig	**Calcium phos.**	Nr. 2	
Hautausschläge			
chronisch juckend	**Kalium sulf.**	Nr. 6	auch als Salbe
	Natrium sulf.	Nr. 10	auch als Salbe
	Kalium ars.	Nr. 13	
	Arsenum jod.	Nr. 24	
Milchschorf	**Calcium carb.**	Nr. 22	
Heiserkeit bis zum Stimmverlust	**Kalium alum. sulf.**	Nr. 20	

Symptom	Mineralstoff		Hinweise
Heißhunger			
	Magnesium phos.	Nr. 7	auf Schokolade
	Calcium sulfuratum	Nr. 18	mit Erschöpfung und Gewichtsabnahme
	Calcium carb.	Nr. 22	bes. bei Kindern
mit großem Durst	Natrium chlor.	Nr. 8	
nach allem, undifferenziert	**Kalium phos.**	Nr. 5	besonders nach körperlicher Anstrengung
Herpes			
	Natrium chlor.	Nr. 8	
	Zincum chlor.	Nr. 21	
Herz			
Anregung der Herztätigkeit	**Calcium phos.**	Nr. 2	
Herzrasen	Kalium jod.	Nr. 15	
Kaliummangel, Schwäche	**Kalium phos.**	Nr. 5	
nervöse Herzbeschwerden	**Kalium phos.**	Nr. 5	
Herzinfarktprophylaxe	**Magnesium phos.**	Nr. 7	
Angina Pectoris (Anfall)	*Magnesium phos.*	Nr. 7	»heiße Sieben«
Stressabbau, Herzinfarktnachsorge	Calcium fluor.	Nr. 1	
	Magnesium phos.	Nr. 7	
	Kalium chlor.	Nr. 4	Blutverdünnung
	Natrium phos.	Nr. 9	
	Natrium sulf.	Nr. 10	
Herzrhythmusstörung	Calcium phos.	Nr. 2	
	Kalium phos.	Nr. 5	
	Magnesium phos.	Nr. 7	
Herzklopfen, besonders nachts	*Calcium phos.*	Nr. 2	
Herzstiche, starkes Herzklopfen	Lithium chlor.	Nr. 16	

↓

Symptom	Mineralstoff		Hinweise
↓ Herzprobleme bei oder nach schweren Infekten, Scharlach oder Grippe	**Kalium phos.**	Nr. 5	
Herzrasen, Schwindel, Ruhelosigkeit	Kalium jod.	Nr. 15	
Herzprobleme (Stechen, Klopfen, Zittern, Flattern)	Lithium chlor.	Nr. 16	
Hexenschuss			
	Calcium phos.	Nr. 2	
	Magnesium phos.	Nr. 7	»heiße Sieben«
	Natrium phos.	Nr. 9	
	Silicea	Nr. 11	
	Cuprum ars.	Nr. 19	
Hoden			
Verhärtung	*Calcium fluor.*	Nr. 1	auch als Salbe
	Silicea	Nr. 11	auch als Salbe
Hornhaut			
	Calcium fluor.	Nr. 1	auch als Salbe
Hühneraugen			
	Calcium fluor.	Nr. 1	
	Natrium chlor.	Nr. 8	
	Silicea	Nr. 11	
Hüftgelenk			
allmähliche Bewegungseinschränkung	**Calcium fluor.**	Nr. 1	
	Calcium phos.	Nr. 2	
	Magnesium phos.	Nr. 7	
	Natrium phos.	Nr. 9	
	Silicea	Nr. 11	
↓	Calcium carb.	Nr. 22	

Symptom	Mineralstoff		Hinweise
↓ chronische Beschwerden	**Calcium fluor.**	Nr. 1	
	Calcium phos.	Nr. 2	
	Natrium chlor.	Nr. 8	
	Natrium phos.	Nr. 9	
	Silicea	Nr. 11	
	Kalium ars.	Nr. 13	besonders bei Wetterwechsel
Knorpelveränderungen	**Natrium chlor.**	Nr. 8	
Entzündung	Ferrum phos.	Nr. 3	
Husten			
leichter, trockener	**Ferrum phos.**	Nr. 3	
bellend	Calcium phos.	Nr. 2	
krampfartig	Calcium phos.	Nr. 2	
	Magnesium phos.	Nr. 7	
schwer löslich	**Kalium chlor.**	Nr. 4	
mit Schleimrasseln	**Kalium sulf.**	Nr. 6	
Auswurf eitrig	**Kalium sulf.**	Nr. 6	
	Silicea	Nr. 11	
	Calcium sulf.	Nr. 12	
Hüsteln, ständiges Räuspern	*Kalium jod.*	Nr. 15	
Hyperaktivität			
	Calcium phos.	Nr. 2	
	Kalium phos.	Nr. 5	
	Magnesium phos.	Nr. 7	
	Kalium jod.	Nr. 15	bei Schilddrüsen-problemen

Symptom	Mineralstoff		Hinweise
Immunsystem			
Stärkung	**Ferrum phos.**	Nr. 3	
	Kalium chlor.	Nr. 4	
	Kalium sulf.	Nr. 6	
	Silicea	Nr. 11	bei Kälte-empfindlichkeit
	Calcium carb.	Nr. 22	bei Kindern
Impffolgen			
	Kalium chlor.	Nr. 4	
	Silicea	Nr. 11	
Infektionen			
vorbeugend	**Ferrum phos.**	Nr. 3	1–2 × tgl. 1–2 Tbl.
	Silicea	Nr. 11	1–2 × tgl. 1–2 Tbl.
	Calcium carb.	Nr. 22	1–2 × tgl. 1–2 Tbl.
chron. Schleimhautkatarrhe	**Kalium jod.**	Nr. 15	
Innere Unruhe			
	Kalium phos.	Nr. 5	
	Magnesium phos.	Nr. 7	zeigt sich durch Zähne zusammenbeißen oder Nägelkauen
	Kalium jod.	Nr. 15	oft durch Schilddrüsenüberfunktion
	Zincum chlor.	Nr. 21	zeigt sich durch unruhige Beine abends
Insektenstiche			
	Calcium phos.	Nr. 2	
	Kalium chlor.	Nr. 4	
↓	Natrium chlor.	Nr. 8	auch als Salbe

Symptom	Mineralstoff		Hinweise
↓Verdacht auf Blutvergiftung	**Kalium phos.**	Nr. 5	
Ischias			
akut	**Magnesium phos.**	Nr. 7	»heiße Sieben«
Neuralgie	Cuprum ars.	Nr. 19	
chronisch	*Calcium phos.*	Nr. 2	
	Magnesium phos.	Nr. 7	
	Silicea	Nr. 11	
Juckreiz			
ohne Ausschlag	**Kalium sulf.**	Nr. 6	durch Stoffwechselgifte und im Alter
	Natrium phos.	Nr. 9	durch Übersäuerung
	Natrium sulf.	Nr. 10	durch Stoffwechselgifte
	Silicea	Nr. 11	im Alter
Kallusbildung nach Knochenbrüchen			
	Calcium fluor.	Nr. 1	
	Calcium phos.	Nr. 2	
Karies			
zur Vorbeugung	**Calcium fluor.**	Nr. 1	
	Calcium phos.	Nr. 2	
	Silicea	Nr. 11	
	Calcium carb.	Nr. 22	
Kehlkopfentzündung			
	Ferrum phos.	Nr. 3	
	Kalium sulf.	Nr. 6	
	Silicea	Nr. 11	

Symptom	Mineralstoff		Hinweise
Kiefer			
Kieferhöhlenvereiterung	*Kalium chlor.*	Nr. 4	Schleimlösung
	Kalium sulf.	Nr. 6	
	Silicea	Nr. 11	
	Calcium sulf.	Nr. 12	
Kiefersperre	*Calcium fluor.*	Nr. 1	
	Calcium phos.	Nr. 2	
	Magnesium phos.	Nr. 7	»heiße Sieben«
Knacken der Gelenke			
	Natrium chlor.	Nr. 8	
Knie			
Entzündung	Ferrum phos.	Nr. 3	auch als Salbe
Arthrose	**Calcium fluor.**	Nr. 1	auch als Salbe
	Calcium phos.	Nr. 2	auch als Salbe
	Natrium chlor.	Nr. 8	auch als Salbe
	Natrium phos.	Nr. 9	auch als Salbe
	Silicea	Nr. 11	auch als Salbe
Knochen			
Aufbau	*Calcium fluor.*	Nr. 1	
	Calcium phos.	Nr. 2	
	Magnesium phos.	Nr. 7	
	Silicea	Nr. 11	
	Manganum sulf.	Nr. 17	
	Calcium carb.	Nr. 22	
Überbein	**Calcium phos.**	Nr. 2	
	Silicea	Nr. 11	
Wachstumsschmerzen bei Kindern	**Calcium phos.**	Nr. 2	
	Calcium carb.	Nr. 22	

Symptom	Mineralstoff		Hinweise
Knochenbrüche			
direkt danach	Ferrum phos.	Nr. 3	auch als Salbe
für das Zusammenwachsen	*Calcium fluor.*	Nr. 1	
	Calcium phos.	Nr. 2	
	Silicea	Nr. 11	
Knorpel			
Aufbau	Calcium phos.	Nr. 2	
	Natrium chlor.	Nr. 8	
Knoten			
gutartig, in der weibl. Brust	**Calcium fluor.**	Nr. 1	
unter der Haut	Kalium jod.	Nr. 15	
Koliken			
allgemein, akut	**Magnesium phos.**	Nr. 7	»heiße Sieben«
Magen- und Darmkoliken	Kalium alum. sulf.	Nr. 20	
mit saurem Aufstoßen	**Natrium phos.**	Nr. 9	
	Calcium carb.	Nr. 22	
Konzentrationsmangel			
	Calcium phos.	Nr. 2	oft durch Hyperaktivität
	Ferrum phos.	Nr. 3	
	Kalium phos.	Nr. 5	Erschöpfung, Lecithinmangel
	Magnesium phos.	Nr. 7	zu hohe Anspannung
	Kalium brom.	Nr. 14	durch geistige Müdigkeit
	Manganum sulf.	Nr. 17	durch Nervenschwäche

Symptom	Mineralstoff		Hinweise
Kopfhaut			
Schuppen, trocken	**Natrium chlor.**	Nr. 8	
Schuppen, klebrig	*Kalium sulf.*	Nr. 6	
Milchschorf	**Calcium carb.**	Nr. 22	
Kopfschmerzen			
allgemein	**Calcium phos.**	Nr. 2	
	Ferrum phos.	Nr. 3	
	Kalium phos.	Nr. 5	
	Kalium sulf.	Nr. 6	
	Magnesium phos.	Nr. 7	
	Natrium sulf.	Nr. 10	
	Silicea	Nr. 11	
Migräne	**Magnesium phos.**	Nr. 7	»heiße Sieben«
Schulkopfschmerz	**Calcium phos.**	Nr. 2	
durch geistige Überanstrengung	**Calcium phos.**	Nr. 2	
	Kalium phos.	Nr. 5	
	Magnesium phos.	Nr. 7	
durch Zugwind	**Silicea**	Nr. 11	
bei Berührung der Haare	Silicea	Nr. 11	
wie Nervenschmerz	*Ferrum phos.*	Nr. 3	
vom Nacken zum Hinterkopf	*Natrium chlor.*	Nr. 8	
Folge von Alkoholgenuss	**Natrium sulf.**	Nr. 10	
nach dem Essen	**Natrium sulf.**	Nr. 10	
Spannungskopfschmerz	**Magnesium phos.**	Nr. 7	
gegen Abend stärker	Kalium sulf.	Nr. 6	
chronischer Kopfschmerz	*Cuprum ars.*	Nr. 19	

Symptom	Mineralstoff		Hinweise
Kräfteverlust			
	Calcium phos.	Nr. 2	generelle Erschöpfung und im Wachstum
	Ferrum phos.	Nr. 3	durch zuwenig Ruhepausen
	Kalium phos.	Nr. 5	generelle Erschöpfung
	Magnesium phos.	Nr. 7	generelle Erschöpfung
	Natrium phos.	Nr. 9	durch Übersäuerung
	Natrium sulf.	Nr. 10	nach dem Essen
	Silicea	Nr. 11	
	Calcium carb.	Nr. 22	durch zuviel Arbeit unter Zeitdruck
Krampfadern			
allgemein	**Calcium fluor.**	Nr. 1	für die Elastizität der Gefäße
	Kalium chlor.	Nr. 4	zur Blutverdünnung
	Natrium sulf.	Nr. 10	für die Durchblutung
	Silicea	Nr. 11	zur Stärkung des Bindegewebes
	Calcium carb.	Nr. 22	besonders in der Schwangerschaft
durch schwaches Bindegewebe	**Calcium fluor.**	Nr. 1	
	Silicea	Nr. 11	

Symptom	Mineralstoff		Hinweise
Krämpfe			
kolikartig	**Magnesium phos.**	Nr. 7	»heiße Sieben«
	Kalium alum. sulf.	Nr. 20	Magen- und Darmkoliken
Muskelkrämpfe	*Calcium phos.*	Nr. 2	besonders nachts
	Magnesium phos.	Nr. 7	tagsüber
	Cuprum ars.	Nr. 19	
während der Zahnung	**Calcium phos.**	Nr. 2	
	Magnesium phos.	Nr. 7	
	Calcium carb.	Nr. 22	
in den Körperöffnungen	*Arsenum jod.*	Nr. 24	
Kribbeln in den Gliedmaßen	*Calcium phos.*	Nr. 2	
	Silicea	Nr. 11	
	Zincum chlor.	Nr. 21	
Krupphusten			
Pseudokrupp	*Calcium phos.*	Nr. 2	
	Magnesium phos.	Nr. 7	»heiße Sieben«
	Natrium chlor.	Nr. 8	
	Kalium brom.	Nr. 14	
Lampenfieber	**Kalium phos.**	Nr. 5	
	Magnesium phos.	Nr. 7	
Laufen			
spätes Laufenlernen	Calcium phos.	Nr. 2	
	Calcium carb.	Nr. 22	
Lebenswärme			
vermindert	*Natrium chlor.*	Nr. 8	
↓	**Silicea**	Nr. 11	

Symptom	Mineralstoff		Hinweise
↓vermindert durch Verspannungen	Calcium phos.	Nr. 2	
	Magnesium phos.	Nr. 7	
Leber			
zur Stärkung und Entgiftung	Kalium chlor.	Nr. 4	
	Kalium sulf.	Nr. 6	
	Magnesium phos.	Nr. 7	
	Natrium phos.	Nr. 9	
	Natrium sulf.	Nr. 10	
Neigung zu Leberflecken bzw. Altersflecken	*Kalium sulf.*	Nr. 6	
	Natrium sulf.	Nr. 10	
Leberschrumpfung, Leberzirrhose	Calcium fluor.	Nr. 1	
	Kalium phos.	Nr. 5	
	Kalium sulf.	Nr. 6	
	Natrium chlor.	Nr. 8	
Leeregefühl			
im Magen	Natrium phos.	Nr. 9	
Leistenbruch			
Neigung dazu	**Calcium fluor.**	Nr. 1	
	Silicea	Nr. 11	
Lernen			
Lernmischung allgemein	*Calcium phos.*	Nr. 2	
	Ferrum phos.	Nr. 3	
	Kalium phos.	Nr. 5	
	Magnesium phos.	Nr. 7	
Prüfungsangst	*Kalium phos.*	Nr. 5	
	Magnesium phos.	Nr. 7	
Aufnahmeschwierigkeit	**Kalium phos.**	Nr. 5	
Konzentrationsschwäche	**Calcium phos.**	Nr. 2	
	Ferrum phos.	Nr. 3	

Symptom	Mineralstoff		Hinweise
Lidrandentzündung			
	Silicea	Nr. 11	
Lippen			
rissig	Calcium fluor.	Nr. 1	
	Silicea	Nr. 11	
Riss in der Mitte der Unterlippe	**Silicea**	Nr. 11	
Bläschen, Herpes	**Natrium chlor.**	Nr. 8	
eingerissene Mundwinkel	**Ferrum phos.**	Nr. 3	
blasse Lippen (Blutleere)	*Calcium phos.*	Nr. 2	
	Ferrum phos.	Nr. 3	
Luft			
Lufthunger	**Kalium sulf.**	Nr. 6	
Zugluftempfindlichkeit	**Silicea**	Nr. 11	
Lunge			
Emphysem	Calcium fluor.	Nr. 1	
Lungenödem	Kalium chlor.	Nr. 4	
	Natrium chlor.	Nr. 8	
	Natrium sulf.	Nr. 10	
Entzündung	**Ferrum phos.**	Nr. 3	
	Kalium chlor.	Nr. 4	
	Kalium sulf.	Nr. 6	
	Natrium chlor.	Nr. 8	
	Silicea	Nr. 11	
Entzündung mit hohem Fieber	Kalium phos.	Nr. 5	
Stärkung	*Calcium phos.*	Nr. 2	
	Natrium chlor.	Nr. 8	
	Silicea	Nr. 11	
	Arsenum jod.	Nr. 24	

Symptom	Mineralstoff		Hinweise
Lymphdrüsen			
Vereiterung	*Natrium phos.*	Nr. 9	auch als Salbe
	Silicea	Nr. 11	auch als Salbe
	Calcium sulf.	Nr. 12	auch als Salbe
Verhärtung	**Calcium fluor.**	Nr. 1	auch als Salbe
	Silicea	Nr. 11	auch als Salbe
Schwellung	Calcium phos.	Nr. 2	auch als Salbe
	Kalium chlor.	Nr. 4	auch als Salbe
	Natrium phos.	Nr. 9	auch als Salbe
	Calcium sulf.	Nr. 12	auch als Salbe
	Calcium carb.	Nr. 22	
Entzündung	Ferrum phos.	Nr. 3	auch als Salbe
	Kalium chlor.	Nr. 4	auch als Salbe
derbe, geschwollene Lymphknoten	Kalium jod.	Nr. 15	
	Calcium sulfuratum	Nr. 18	
Magen			
Gastritis	*Kalium chlor.*	Nr. 4	
	Natrium chlor.	Nr. 8	
	Natrium phos.	Nr. 9	
	Calcium sulf.	Nr. 12	
	Kalium ars.	Nr. 13	
	Arsenum jod.	Nr. 24	chron. Gastritis
Erschlaffung	*Calcium fluor.*	Nr. 1	
	Ferrum phos.	Nr. 3	
Krampf	**Magnesium phos.**	Nr. 7	»heiße Sieben«
Gefühl des leeren Magens	Magnesium phos.	Nr. 7	
nervöser Magen	**Magnesium phos.**	Nr. 7	
	Natrium chlor.	Nr. 8	
	Natrium phos.	Nr. 9	
Sodbrennen	**Natrium chlor.**	Nr. 8	zuwenig Salzsäure
	Natrium phos.	Nr. 9	zuviel Magensäure
↓			

Symptom	Mineralstoff		Hinweise
↓ Völlegefühl	Kalium sulf.	Nr. 6	
	Magnesium phos.	Nr. 7	
	Natrium chlor.	Nr. 8	
	Natrium sulf.	Nr. 10	
als ob ein Stein im Magen liegt	**Natrium chlor.**	Nr. 8	
Magenschmerz			
nach fetten Speisen	*Natrium phos.*	Nr. 9	
	Natrium sulf.	Nr. 10	
mit Krämpfen	**Magnesium phos.**	Nr. 7	»heiße Sieben«
durch Übersäuerung	**Natrium phos.**	Nr. 9	
nach Alkohol	**Natrium sulf.**	Nr. 10	
Magersucht			
	Calcium phos.	Nr. 2	
	Ferrum phos.	Nr. 3	
	Kalium phos.	Nr. 5	
	Kalium sulf.	Nr. 6	
	Magnesium phos.	Nr. 7	
	Natrium chlor.	Nr. 8	
	Silicea	Nr. 11	
	Kalium ars.	Nr. 13	
Mandeln			
Mandelentzündung	**Ferrum phos.**	Nr. 3	auch als Salbe
	Kalium chlor.	Nr. 4	auch als Salbe
	Silicea	Nr. 11	auch als Salbe
	Calcium sulf.	Nr. 12	auch als Salbe
	Calcium carb.	Nr. 22	
Mandelentzündung mit grauen Belägen und üblem Mundgeruch	**Kalium phos.**	Nr. 5	
Mandelentzündung mit hohem Fieber ↓	**Kalium phos.**	Nr. 5	

Symptom	Mineralstoff		Hinweise
↓ vergrößert	Calcium fluor.	Nr. 1	
	Natrium phos.	Nr. 9	
	Calcium carb.	Nr. 22	
eitrig	*Kalium sulf.*	Nr. 6	auch als Salbe
	Natrium phos.	Nr. 9	auch als Salbe
	Silicea	Nr. 11	auch als Salbe
	Calcium sulf.	Nr. 12	auch als Salbe
Mastdarm			
Fistel	**Silicea**	Nr. 11	
Vorfall	**Calcium fluor.**	Nr. 1	
	Silicea	Nr. 11	
Risse	**Calcium fluor.**	Nr. 1	
	Silicea	Nr. 11	
Menstruation			
Krämpfe, Kolik	**Magnesium phos.**	Nr. 7	»heiße Sieben«
lange und starke Blutung	Calcium fluor.	Nr. 1	
	Calcium phos.	Nr. 2	
	Ferrum phos.	Nr. 3	
	Natrium chlor.	Nr. 8	
klumpige Blutung	**Kalium chlor.**	Nr. 4	
Meniskus			
Verletzung	*Calcium fluor.*	Nr. 1	
	Calcium phos.	Nr. 2	
	Kalium chlor.	Nr. 4	
	Natrium chlor.	Nr. 8	
	Silicea	Nr. 11	
Metallgifte			
Ausleitung	**Kalium sulf.**	Nr. 6	
	Natrium chlor.	Nr. 8	
	Calcium sulfuratum	Nr. 18	

Symptom	Mineralstoff		Hinweise
Migräne			
	Calcium phos.	Nr. 2	
	Magnesium phos.	Nr. 7	im Anfall »heiße Sieben«
	Silicea	Nr. 11	
Milchschorf			
	Kalium sulf.	Nr. 6	
	Calcium carb.	Nr. 22	
Milchunverträglichkeit			
	Calcium phos.	Nr. 2	
	Silicea	Nr. 11	Muttermilch-unverträglichkeit
Mineralstoffe			
für Bindegewebe, Bänder und Sehnen	Calcium fluor.	Nr. 1	bringt Elastizität
	Silicea	Nr. 11	
für das Blut	Calcium phos.	Nr. 2	Erythrozyten-bildung
	Ferrum phos.	Nr. 3	Eisen-verbesserung
	Kalium chlor.	Nr. 4	Blutverdünnung
	Kalium phos.	Nr. 5	Sauerstoffgehalt
	Natrium phos.	Nr. 9	Säure-Basen-Haushalt
	Manganum sulf.	Nr. 17	Eisen-verbesserung
für das 1. Entzündungs-stadium	Ferrum phos.	Nr. 3	Rötung, keine Absonderung, leichtes Fieber
für das 2. Entzündungs-stadium	Kalium chlor.	Nr. 4	Schwellung, schleimiger fester Auswurf
↓			

Symptom	Mineralstoff		Hinweise
↓ für das 3. Entzündungsstadium	Kalium sulf.	Nr. 6	eitrig-schleimige Sekrete, trockene Hautschuppung
für Knochen und Zähne	Calcium fluor.	Nr. 1	für Knochenhärte und Zahnschmelz
	Calcium phos.	Nr. 2	für Knochen- und Zahnsubstanz
	Magnesium phos.	Nr. 7	für die Elastizität und Form
	Silicea	Nr. 11	
	Calcium carb.	Nr. 22	für den Zahndurchbruch
für die Blutgefäße	Calcium fluor.	Nr. 1	für die Elastizität der Gefäßwände
	Ferrum phos.	Nr. 3	für die Arterien
	Natrium sulf.	Nr. 10	für Arterien und Venen
	Silicea	Nr. 11	für Bindegewebsstärkung
für die Drüsen	Calcium fluor.	Nr. 1	gegen Verhärtung
	Kalium chlor.	Nr. 4	für Schilddrüse, Pankreas und Milchdrüsen
	Kalium sulf.	Nr. 6	für Leber und Pankreas
	Natrium phos.	Nr. 9	für den Lymphabfluss
	Silicea	Nr. 11	bei Vereiterung
	Calcium sulf.	Nr. 12	bei Vereiterung und für die Ohrspeicheldrüse
↓	Calcium carb.	Nr. 22	gegen Drüsenschwellung und für den Lymphabfluss

Symptom	Mineralstoff		Hinweise
↓ für die Haut	Calcium fluor.	Nr. 1	für die Elastizität
	Silicea	Nr. 11	für die Elastizität
für die Muskeln	Calcium phos.	Nr. 2	gegen Übersäuerung
	Ferrum phos.	Nr. 3	für die arterielle Versorgung
	Kalium phos.	Nr. 5	für die Sauerstoffversorgung
	Kalium sulf.	Nr. 6	für die Sauerstoffversorgung
	Magnesium phos.	Nr. 7	für die Muskelentspannung
für die Nerven	Ferrum phos.	Nr. 3	
	Kalium phos.	Nr. 5	für die Lecithinbildung
	Magnesium phos.	Nr. 7	Entspannung
	Kalium brom.	Nr. 14	
	Zincum chlor.	Nr. 21	
gegen Fäulnis	Kalium phos.	Nr. 5	
für die Neubildung von Faserstoffen	Kalium phos. Natrium chlor.	Nr. 5 Nr. 8	diese beiden Schüßlersalze sind für die Zellneubildung als Kombination notwendig
für die Schleimhäute	Kalium chlor. Silicea	Nr. 4 Nr. 11	für Gesunderhaltung und Regeneration
	Kalium jod.	Nr. 15	für chronische Katarrhe und Pilzbefall
Mitesser			
allgemein	**Kalium sulf.**	Nr. 6	
	Natrium phos.	Nr. 9	
eitrig ↓	Silicea	Nr. 11	

Symptom	Mineralstoff		Hinweise
↓entzündet	**Ferrum phos.**	Nr. 3	
	Kalium chlor.	Nr. 4	
verhärtet	**Calcium fluor.**	Nr. 1	
Mittelohrentzündung			
allgemein	**Ferrum phos.**	Nr. 3	im stündlichen Wechsel mit Belladonna D 6 (3–5 Glob.)
eitrig	*Natrium phos.*	Nr. 9	
	Silicea	Nr. 11	
	Calcium carb.	Nr. 12	
Mondfühligkeit			
	Silicea	Nr. 11	mehr bei Neumond
	Calcium carb.	Nr. 22	bei Vollmond
Mückenstiche			
allergische Reaktion	**Calcium phos.**	Nr. 2	
	Natrium chlor.	Nr. 8	
Müdigkeit			
am Vormittag	**Kalium phos.**	Nr. 5	
am Nachmittag	**Kalium sulf.**	Nr. 6	
nach dem Essen	**Natrium sulf.**	Nr. 10	
durch Übersäuerung	*Natrium phos.*	Nr. 9	
	Natrium sulf.	Nr. 10	
durch geistige Tätigkeit	**Calcium phos.**	Nr. 2	
	Ferrum phos.	Nr. 3	
	Kalium phos.	Nr. 5	
	Magnesium phos.	Nr. 7	
	Kalium brom.	Nr. 14	

Symptom	Mineralstoff		Hinweise
Mund			
Bläschen	**Natrium chlor.**	Nr. 8	
Soor	Kalium chlor.	Nr. 4	
	Kalium jod.	Nr. 15	
Mundfäule	**Kalium phos.**	Nr. 5	
	Natrium chlor.	Nr. 8	
Trockenheit	**Natrium chlor.**	Nr. 8	
eingerissene Mundwinkel, Mundwinkelrhagaden	**Ferrum phos.**	Nr. 3	
Mundgeruch	**Kalium phos.**	Nr. 5	
Entzündung der Mundschleimhaut	**Ferrum phos.**	Nr. 3	
	Kalium chlor.	Nr. 4	
	Kalium phos.	Nr. 5	
	Kalium sulf.	Nr. 6	
	Natrium chlor.	Nr. 8	
	Natrium sulf.	Nr. 10	
	Calcium sulf.	Nr. 12	
	Kalium jod.	Nr. 15	
Muskeln			
Muskelfaserriss, akut und Neigung dazu	**Ferrum phos.**	Nr. 3	auch als Salbe
Muskelkater	*Calcium phos.*	Nr. 2	
	Kalium phos.	Nr. 5	auch als Salbe
	Kalium sulf.	Nr. 6	auch als Salbe
	Magnesium phos.	Nr. 7	auch als Salbe
	Natrium phos.	Nr. 9	auch als Salbe
	Natrium sulf.	Nr. 10	auch als Salbe
Muskellähmung, Muskelschwund	**Kalium phos.**	Nr. 5	auch als Salbe
Krämpfe	**Calcium phos.**	Nr. 2	nächtliche Krämpfe
	Magnesium phos.	Nr. 7	»heiße Sieben«
↓	Cuprum ars.	Nr. 19	

Symptom	Mineralstoff		Hinweise
↓Überdehnung	**Calcium fluor.**	Nr. 1	
	Ferrum phos.	Nr. 3	auch als Salbe
	Magnesium phos.	Nr. 7	
Aufbau neuer Zellen	**Kalium phos.**	Nr. 5	
	Natrium chlor.	Nr. 8	
Muskelrheumatismus			
	Ferrum phos.	Nr. 3	auch als Salbe
	Kalium sulf.	Nr. 6	auch als Salbe
	Natrium phos.	Nr. 9	auch als Salbe
	Natrium sulf.	Nr. 10	auch als Salbe
	Silicea	Nr. 11	auch als Salbe
	Calcium sulf.	Nr. 12	auch als Salbe
	Manganum sulf.	Nr. 17	
Myom			
	Calcium fluor.	Nr. 1	
	Kalium chlor.	Nr. 4	
	Natrium sulf.	Nr. 10	
Nabelbruch			
	Calcium fluor.	Nr. 1	
	Ferrum phos.	Nr. 3	
	Silicea	Nr. 11	
	Calcium carb.	Nr. 22	
Nachtschweiß			
	Calcium phos.	Nr. 2	
	Natrium chlor.	Nr. 8	
	Natrium phos.	Nr. 9	
	Natrium sulf.	Nr. 10	
	Silicea	Nr. 11	
	Calcium carb.	Nr. 22	nur am Kopf

Symptom	Mineralstoff		Hinweise
Nackenschmerzen			
	Calcium phos.	Nr. 2	
	Magnesium phos.	Nr. 7	auch als Salbe
	Natrium chlor.	Nr. 8	
Nägel			
brüchig	**Silicea**	Nr. 11	
weiße Flecken	*Calcium phos.*	Nr. 2	
	Silicea	Nr. 11	
abblätternd	**Silicea**	Nr. 11	
verformt	Calcium fluor.	Nr. 1	
	Silicea	Nr. 11	
spröde	**Calcium fluor.**	Nr. 1	
Nagelbettvereiterung	**Silicea**	Nr. 11	
	Calcium sulf.	Nr. 12	
Nagelbettentzündung	Ferrum phos.	Nr. 3	
	Silicea	Nr. 11	
Nägelkauen	Magnesium phos.	Nr. 7	
Narben			
Verhärtung	**Calcium fluor.**	Nr. 1	auch als Salbe + Arhama®-Salbe
	Silicea	Nr. 11	auch als Salbe
Narkose			
Unverträglichkeit bzw. Ausleitung	**Kalium chlor.**	Nr. 4	Erwachsene 3 × tgl. 6 Tbl. Kinder 3 × tgl. 4 Tbl.

Symptom	Mineralstoff		Hinweise
Nase			
Einrisse am Nasenflügel	Calcium fluor.	Nr. 1	
wunde Nasenlöcher	**Natrium chlor.**	Nr. 8	
Nasenjucken bei Wurmbefall	*Natrium phos.*	Nr. 9	
Herpes in den Nasenlöchern	**Natrium chlor.**	Nr. 8	
Nasenbluten			
allgemein	**Calcium phos.**	Nr. 2	
	Kalium chlor.	Nr. 4	
	Natrium chlor.	Nr. 8	
im Alter	**Calcium fluor.**	Nr. 1	spröde Gefäße
im Wachstum	**Calcium phos.**	Nr. 2	
bei Blutarmut	**Calcium phos.**	Nr. 2	
	Ferrum phos.	Nr. 3	
durch Anspannung	Magnesium phos.	Nr. 7	
bei hohem Blutdruck	**Magnesium phos.**	Nr. 7	
bei zu trockenen Schleimhäuten	*Kalium chlor.*	Nr. 4	
	Natrium chlor.	Nr. 8	
Nasenpolypen			
	Calcium phos.	Nr. 2	
	Silicea	Nr. 11	
	Calcium carb.	Nr. 22	
Nebenhöhlen			
Entzündung	**Ferrum phos.**	Nr. 3	
	Kalium chlor.	Nr. 4	
Vereiterung	**Kalium sulf.**	Nr. 6	
	Silicea	Nr. 11	
	Calcium sulf.	Nr. 12	

Symptom	Mineralstoff		Hinweise
Nerven			
bei Nervenkrankheiten	Zincum chlor.	Nr. 21	Reizzustände, Nervenschwäche, Schlaflosigkeit
Nervosität	Ferrum phos.	Nr. 3	
	Kalium phos.	Nr. 5	
	Magnesium phos.	Nr. 7	bei Anspannung und Stress
	Kalium brom.	Nr. 14	nervöse Sehstörungen
	Kalium jod.	Nr. 15	bei Schilddrüsenproblemen
Verbesserung der Leitfähigkeit	Silicea	Nr. 11	
Neuralgie	**Ferrum phos.**	Nr. 3	
	Kalium phos.	Nr. 5	
	Magnesium phos.	Nr. 7	
	Cuprum ars.	Nr. 19	
Zuckungen	Kalium brom.	Nr. 14	Zuckungen der Muskeln und Finger
Überreizung	Kalium alum. sulf.	Nr. 20	
Nesselausschlag			
	Calcium phos.	Nr. 2	auch als Salbe
	Ferrum phos.	Nr. 3	auch als Salbe
	Kalium chlor.	Nr. 4	auch als Salbe
	Kalium phos.	Nr. 5	
	Magnesium phos.	Nr. 7	
	Natrium chlor.	Nr. 8	auch als Salbe
	Natrium sulf.	Nr. 10	auch als Salbe

Symptom	Mineralstoff		Hinweise
Neurodermitis			
	Calcium phos.	Nr. 2	
	Kalium chlor.	Nr. 4	auch als Salbe
	Kalium sulf.	Nr. 6	auch als Salbe
	Natrium chlor.	Nr. 8	auch als Salbe
	Natrium phos.	Nr. 9	auch als Salbe
	Natrium sulf.	Nr. 10	auch als Salbe
	Kalium ars.	Nr. 13	
	Arsenum jod.	Nr. 24	
Nieren			
Neigung zu Nierensteinen	**Natrium phos.**	Nr. 9	
	Natrium sulf.	Nr. 10	
	Silicea	Nr. 11	
Nierenkolik	**Magnesium phos.**	Nr. 7	»heiße Sieben«
Wanderniere	Calcium fluor.	Nr. 1	
Nierenbeckenentzündung	**Ferrum phos.**	Nr. 3	
	Kalium sulf.	Nr. 6	
	Natrium sulf.	Nr. 10	
	Lithium chlor.	Nr. 16	
mangelnde Nierentätigkeit	Natrium bicarb.	Nr. 23	
	Cuprum ars.	Nr. 19	
Niesen			
	Ferrum phos.	Nr. 3	
	Natrium chlor.	Nr. 8	
Ödem			
	Natrium chlor.	Nr. 8	
	Natrium sulf.	Nr. 10	auch als Salbe

Symptom	Mineralstoff		Hinweise
Offene Beine			
	Kalium phos.	Nr. 5	zur besseren Sauerstoffversorgung der Wundränder (auch als Breiauflage)
	Natrium chlor.	Nr. 8	zur Zellneubildung
	Natrium sulf.	Nr. 10	zur Stoffwechselentgiftung (alle 3 Schüßlersalze sind als Kombination notwendig)
Ohnmacht			
in Folge von Schwäche	Ferrum phos.	Nr. 3	
	Kalium phos.	Nr. 5	
	Natrium chlor.	Nr. 8	
	Silicea	Nr. 11	
	Arsenum jod.	Nr. 24	bes. für Frauen
Ohrenerkrankungen			
Entzündung	**Ferrum phos.**	Nr. 3	im Wechsel mit Belladonna D 6 (3 – 5 Glob.)
	Kalium chlor.	Nr. 4	
eitrig	*Kalium sulf.*	Nr. 6	
	Silicea	Nr. 11	
	Calcium sulf.	Nr. 12	
Tinnitus	Calcium fluor.	Nr. 1	
	Ferrum phos.	Nr. 3	
	Kalium phos.	Nr. 5	
	Magnesium phos.	Nr. 7	

Symptom	Mineralstoff		Hinweise
Ohrspeicheldrüse			
Entzündung, Vereiterung	Ferrum phos.	Nr. 3	auch als Salbe
	Silicea	Nr. 11	auch als Salbe
	Calcium sulf.	Nr. 12	auch als Salbe
Operation			
Vorbereitung	Ferrum phos.	Nr. 3	
	Kalium chlor.	Nr. 4	bessere Narkoseverträglichkeit
Nachbehandlung	**Calcium fluor.**	Nr. 1	+ Arhama®-Salbe zur Narbenverbesserung
	Kalium chlor.	Nr. 4	Narkoseausleitung
	Silicea	Nr. 11	
Organsenkung			
	Calcium fluor.	Nr. 1	
	Silicea	Nr. 11	
Osteoporose			
	Calcium fluor.	Nr. 1	
	Calcium phos.	Nr. 2	
	Magnesium phos.	Nr. 7	
	Silicea	Nr. 11	
	Calcium carb.	Nr. 22	
Pankreas (Bauchspeicheldrüse)			
Stärkung	*Kalium chlor.*	Nr. 4	
	Kalium sulf.	Nr. 6	
	Magnesium phos.	Nr. 7	
	Natrium sulf.	Nr. 10	
	Zincum chlor.	Nr. 21	

Symptom	Mineralstoff		Hinweise
Polypen (Nase)			
allgemein	Calcium phos.	Nr. 2	
	Natrium phos.	Nr. 9	
	Silicea	Nr. 11	nach Impfungen
	Calcium carb.	Nr. 22	
schleimige Polypen	**Kalium chlor.**	Nr. 4	nach Impfungen
	Natrium chlor.	Nr. 8	
durch Übersäuerung	**Natrium phos.**	Nr. 9	
	Calcium carb.	Nr. 22	
Prellung			
	Ferrum phos.	Nr. 3	auch als Salbe
mit Verhärtung	**Calcium fluor.**	Nr. 1	auch als Salbe
Prostata			
Vergrößerung, Verhärtung	**Calcium fluor.**	Nr. 1	
	Natrium sulf.	Nr. 10	
Pseudokrupp			
Pseudokruppneigung	Calcium phos.	Nr. 2	
	Natrium chlor.	Nr. 8	
	Kalium brom.	Nr. 14	
im Anfall	*Magnesium phos.*	Nr. 7	»heiße Sieben«
Quaddeln			
	Calcium phos.	Nr. 2	
	Natrium chlor.	Nr. 8	
Quecksilbervergiftung			
	Kalium sulf.	Nr. 6	bes. bei Kindern
	Calcium sulfuratum	Nr. 18	
	Zincum chlor.	Nr. 21	zusätzlich Zinktbl.

Symptom	Mineralstoff		Hinweise
Quetschung			
	Ferrum phos.	Nr. 3	auch als Salbe
mit Schwellung	Kalium chlor.	Nr. 4	auch als Salbe
mit Verhärtung	**Calcium fluor.**	Nr. 1	auch als Salbe
	Silicea	Nr. 11	auch als Salbe
mit wildem Fleisch	*Kalium chlor.*	Nr. 4	
Rachitis			
	Calcium fluor.	Nr. 1	
	Calcium phos.	Nr. 2	
	Silicea	Nr. 11	
	Calcium carb.	Nr. 22	
Räuspern			
	Natrium chlor.	Nr. 8	
	Kalium jod.	Nr. 15	
Reiseübelkeit			
	Kalium phos.	Nr. 5	
	Magnesium phos.	Nr. 7	
	Natrium chlor.	Nr. 8	
	Calcium carb.	Nr. 22	
Reizbarkeit			
aus Erschöpfung	*Kalium phos.*	Nr. 5	
	Natrium chlor.	Nr. 8	
bei Gallenbeschwerden	**Natrium sulf.**	Nr. 10	
durch Stress	**Magnesium phos.**	Nr. 7	
durch Übersäuerung	Natrium phos.	Nr. 9	
	Silicea	Nr. 11	
bei nervlichen Reizzuständen	Kalium alum. sulf.	Nr. 20	
	Zincum chlor.	Nr. 21	

Symptom	Mineralstoff		Hinweise
Rheuma			
allgemein	**Kalium sulf.**	Nr. 6	auch als Salbe
	Natrium chlor.	Nr. 8	auch als Salbe
	Natrium phos.	Nr. 9	auch als Salbe
	Natrium sulf.	Nr. 10	auch als Salbe
	Calcium sulf.	Nr. 12	auch bei rheumat. Beschwerden durch Viren und Bakterien
	Kalium ars.	Nr. 13	
	Kalium jod.	Nr. 15	
	Lithium chlor.	Nr. 16	
	Manganum sulf.	Nr. 17	
mit Schwellung der Gelenke	*Natrium chlor.*	Nr. 8	
	Natrium sulf.	Nr. 10	
	Kalium jod.	Nr. 15	
mit Taubheitsgefühlen	Calcium phos.	Nr. 2	
Rippenfellentzündung			
	Ferrum phos.	Nr. 3	
	Kalium chlor.	Nr. 4	
	Natrium chlor.	Nr. 8	
	Silicea	Nr. 11	
Rückenschmerzen			
	Calcium fluor.	Nr. 1	
	Calcium phos.	Nr. 2	
	Silicea	Nr. 11	
	Calcium carb.	Nr. 22	
im Lendenwirbelbereich	**Calcium phos.**	Nr. 2	
	Silicea	Nr. 11	
akuter Hexenschuss	**Magnesium phos.**	Nr. 7	»heiße Sieben«
	Cuprum ars.	Nr. 19	

Symptom	Mineralstoff		Hinweise
Ruhelosigkeit			
im Wachstum	**Calcium phos.**	Nr. 2	
bei Anspannung	**Magnesium phos.**	Nr. 7	
der Beine (abends)	**Zincum chlor.**	Nr. 21	
bei Schilddrüsenproblemen	**Kalium jod.**	Nr. 15	
Salzsäuremangel im Magen			
	Natrium chlor.	Nr. 8	
Salzverlangen			
	Natrium chlor.	Nr. 8	
Säuglinge			
Blähungen, kolikartig	**Magnesium phos.**	Nr. 7	auch als Salbe
Zahnungsbeschwerden	**Calcium phos.**	Nr. 2	bei Schmerzen zusammen mit Chamomilla D 30 (1 × tgl. 3 Glob.)
	Calcium carb.	Nr. 22	
Durchfall, gelblichgrün	Natrium sulf.	Nr. 10	
saure Ausscheidungen (Stuhl, Schweiß)	Natrium phos.	Nr. 9	
	Calcium carb.	Nr. 22	
Impfbelastung	**Kalium chlor.**	Nr 4	
Milchunverträglichkeit	Calcium phos.	Nr. 2	
	Silicea	Nr. 11	
Verstopfung	Ferrum phos.	Nr. 3	
	Natrium chlor.	Nr. 8	

Symptom	Mineralstoff		Hinweise
Scheide			
Entzündung	Ferrum phos.	Nr. 3	
	Kalium chlor.	Nr. 4	
	Kalium sulf.	Nr. 6	
	Natrium chlor.	Nr. 8	
zu trocken	**Natrium chlor.**	Nr. 8	
	Natrium phos.	Nr. 9	
Scheidenkrampf	Calcium phos.	Nr. 2	
	Magnesium phos.	Nr. 7	»heiße Sieben«
	Arsenum jod.	Nr. 24	
Scheuermann			
	Calcium fluor.	Nr. 1	
	Calcium phos.	Nr. 2	
	Silicea	Nr. 11	
Schilddrüse			
	Kalium chlor.	Nr. 4	Anregung der Schilddrüse
	Magnesium phos.	Nr. 7	
	Kalium brom.	Nr. 14	M. Basedow, Überfunktion
	Kalium jod.	Nr. 15	leichte Jodzufuhr, Über- und Unterfunktion
	Arsenum jod.	Nr. 24	leichte Jodzufuhr
Schlafprobleme			
allgemein	*Calcium phos.*	Nr. 2	
	Kalium phos.	Nr. 5	
	Magnesium phos.	Nr. 7	
Einschlafstörungen und Schlaflosigkeit bei Kindern	*Kalium brom.*	Nr. 14	
	Zincum chlor.	Nr. 21	
↓			

Symptom	Mineralstoff		Hinweise
↓ Einschlafstörungen durch Anspannung	**Magnesium phos.**	Nr. 7	»heiße Sieben«
spätes Einschlafen	**Calcium phos.**	Nr. 2	
mit Schläfrigkeit am Tage	Kalium phos.	Nr. 5	
mit Unruhe in den Beinen	**Zincum chlor.**	Nr. 21	
mit Herzunruhe	Calcium phos.	Nr. 2	
mit Nachtschweiß oder Übersäuerung	Natrium phos.	Nr. 9	
	Silicea	Nr. 11	
leichter Schlaf generell	**Kalium phos.**	Nr. 5	
Schlafwandeln			
	Calcium phos.	Nr. 2	
	Kalium phos.	Nr. 5	
	Magnesium phos.	Nr. 7	
	Silicea	Nr. 11	
	Calcium carb.	Nr. 22	
Schlangenbiss			
	Kalium phos.	Nr. 5	
Schleim			
vermehrte Absonderung	Natrium chlor.	Nr. 8	
fester Schleim	**Kalium chlor.**	Nr. 4	
eitriger Schleim	**Kalium sulf.**	Nr. 6	
	Silicea	Nr. 11	
	Calcium sulf.	Nr. 12	
Erbrechen von Schleim	Magnesium phos.	Nr. 7	
	Natrium chlor.	Nr. 8	
Schleimrasseln	**Kalium sulf.**	Nr. 6	
	Natrium sulf.	Nr. 10	

Symptom	Mineralstoff		Hinweise
Schleimbeutelentzündung			
	Ferrum phos.	Nr. 3	auch als Salbe
	Kalium chlor.	Nr. 4	auch als Salbe
	Natrium chlor.	Nr. 8	auch als Salbe
	Natrium sulf.	Nr. 10	auch als Salbe
	Silicea	Nr. 11	auch als Salbe
Schleimhäute			
trocken	**Natrium chlor.**	Nr. 8	
Schleimhautkatarrh	**Ferrum phos.**	Nr. 3	
	Kalium chlor.	Nr. 4	
	Natrium chlor.	Nr. 8	
	Natrium sulf.	Nr. 10	
	Calcium sulf.	Nr. 12	
	Kalium jod.	Nr. 15	
	Calcium carb.	Nr. 22	
Schleimhautpolypen			
	Calcium phos.	Nr. 2	
	Kalium chlor.	Nr. 4	
	Silicea	Nr. 11	
	Calcium carb.	Nr. 22	
Schleudertrauma			
	Calcium phos.	Nr. 2	
	Magnesium phos.	Nr. 7	»heiße Sieben« im Akutfall
Schließmuskel			
Lähmung	Kalium phos.	Nr. 5	
Schwäche	**Calcium fluor.**	Nr. 1	
	Magnesium phos.	Nr. 7	
	Silicea	Nr. 11	
Krampf	**Arsenum jod.**	Nr. 24	

Symptom	Mineralstoff		Hinweise
Schluckauf			
	Calcium phos.	Nr. 2	
	Magnesium phos.	Nr. 7	
Schmerzen			
	Ferrum phos.	Nr. 3	
	Magnesium phos.	Nr. 7	»heiße Sieben«
Schnittwunden			
als Erste Hilfe	Ferrum phos.	Nr. 3	auch als Breiauflage
bei schlechter Wundheilung	Calcium fluor.	Nr. 1	+ Arhama®-Salbe
	Ferrum phos.	Nr. 3	
	Kalium phos.	Nr. 5	Zellneubildung
	Kalium sulf.	Nr. 6	
	Natrium chlor.	Nr. 8	Zellneubildung
	Silicea	Nr. 11	
bei übelriechender Wunde	**Kalium phos.**	Nr. 5	
bei eiternder Wunde	**Kalium sulf.**	Nr. 6	
	Natrium phos.	Nr. 9	
	Silicea	Nr. 11	
	Calcium sulf.	Nr. 12	
Schnupfen			
beginnender Schnupfen	**Ferrum phos.**	Nr. 3	
mit Fieber bis 38,8 °C	**Ferrum phos.**	Nr. 3	
mit Geschmacks- und Geruchsverlust	**Natrium chlor.**	Nr. 8	
Fließschnupfen	**Natrium chlor.**	Nr. 8	
mit festsitzendem Schleim	**Kalium chlor.**	Nr. 4	
mit eitriger Absonderung	**Kalium sulf.**	Nr. 6	
	Natrium phos.	Nr. 9	
	Silicea	Nr. 11	
↓	*Calcium sulf.*	Nr. 12	

Symptom	Mineralstoff		Hinweise
↓ bei Zahnung	**Calcium carb.**	Nr. 22	
immer wiederkehrender Schnupfen	**Ferrum phos.**	Nr. 3	
	Kalium jod.	Nr. 15	
	Calcium carb.	Nr. 22	
mit Verlangen nach frischer Luft	**Kalium sulf.**	Nr. 6	
mit fauligem Geruch	*Kalium phos.*	Nr. 5	
Heuschnupfen	Arsenum jod.	Nr. 24	
Schock			
zur Lösung der Verkrampfung	**Magnesium phos.**	Nr. 7	»heiße Sieben«
Schrunden			
	Calcium fluor.	Nr. 1	auch als Salbe
	Silicea	Nr. 11	auch als Salbe
Schulkopfschmerz			
	Calcium phos.	Nr. 2	
Schulstress			
	Magnesium phos.	Nr. 7	
Schuppen			
	Kalium sulf.	Nr. 6	fettig
	Natrium chlor.	Nr. 8	trocken
Schuppenflechte (begleitend)			
	Kalium sulf.	Nr. 6	auch als Salbe
	Natrium chlor.	Nr. 8	auch als Salbe
	Natrium sulf.	Nr. 10	auch als Salbe
	Silicea	Nr. 11	auch als Salbe
	Kalium ars.	Nr. 13	
	Kalium brom.	Nr. 14	

Symptom	Mineralstoff		Hinweise
Schürfwunden			
	Calcium fluor.	Nr. 1	
	Ferrum phos.	Nr. 3	+ Arhama®-Salbe
	Kalium sulf.	Nr. 6	
	Natrium chlor.	Nr. 8	
	Silicea	Nr. 11	
Schüttelfrost			
ohne Erkältung	**Natrium sulf.**	Nr. 10	durch Übersäuerung
	Silicea	Nr. 11	besonders beim Entkleiden
krampfartig	Magnesium phos.	Nr. 7	
bei Erkältung	Ferrum phos.	Nr. 3	
bei Schwäche	Silicea	Nr. 11	
Schwächezustand			
	Ferrum phos.	Nr. 3	zuwenig Eisen
	Kalium phos.	Nr. 5	
	Kalium ars.	Nr. 13	
	Arsenum jod.	Nr. 24	bei Frauen mit Neigung zur Ohnmacht
Schwangerschaft			
grundsätzlich	**Calcium fluor.**	Nr. 1	alle 4 Salze sind für die Knochen und Zähne bei Mutter und Kind wichtig
	Calcium phos.	Nr. 2	
	Silicea	Nr. 11	
	Calcium carb.	Nr. 22	
Vorbeugung gegen Schwangerschaftsstreifen	**Calcium fluor.**	Nr. 1	auch als Salbe
	Silicea	Nr. 11	auch als Salbe
Sodbrennen	Natrium chlor.	Nr. 8	
	Natrium phos.	Nr. 9	
↓			

Symptom	Mineralstoff		Hinweise
Wadenkrämpfe	**Calcium phos.**	Nr. 2	
	Magnesium phos.	Nr. 7	
Schwangerschaftsflecken	Kalium sulf.	Nr. 6	
	Natrium phos.	Nr. 9	
	Natrium sulf.	Nr. 10	
zur Geburtseinleitung	**Magnesium phos.**	Nr. 7	»heiße Sieben«
geschwollene Beine	Natrium chlor.	Nr. 8	auch als Salbe
	Natrium sulf.	Nr. 10	auch als Salbe
	Calcium carb.	Nr. 22	
bei niedrigem Eisenspiegel	*Calcium phos.*	Nr. 2	
	Ferrum phos.	Nr. 3	
	Natrium chlor.	Nr. 8	
	Manganum sulf.	Nr. 17	
bei Krampfadern/ Hämorrhoiden	**Calcium carb.**	Nr. 22	
mangelnde Nierentätigkeit	Cuprum ars.	Nr. 19	
Schweiß			
Drüsenüber- bzw. Unterfunktion	Natrium chlor.	Nr. 8	
Neigung zu Schweiß-ausbrüchen	*Calcium phos.*	Nr. 2	
	Natrium phos.	Nr. 9	durch Übersäuerung
	Natrium sulf.	Nr. 10	
	Silicea	Nr. 11	übelriechend
	Kalium jod.	Nr. 15	
	Calcium carb.	Nr. 22	nur am Kopf
übelriechender Achsel- und Fußschweiß	**Silicea**	Nr. 11	
nachts	**Calcium phos.**	Nr. 2	
	Natrium phos.	Nr. 9	
	Silicea	Nr. 11	
	Calcium carb.	Nr. 22	nur am Kopf
nur am Kopf	**Calcium carb.**	Nr. 22	

Symptom	Mineralstoff		Hinweise
↓ sauer riechend	*Natrium phos.*	Nr. 9	
	Calcium carb.	Nr. 22	
wundmachend	*Silicea*	Nr. 11	
Schwellungen			
grundsätzlich	Kalium chlor.	Nr. 4	auch als Salbe
mit Eiter	**Natrium phos.**	Nr. 9	auch als Salbe
	Silicea	Nr. 11	auch als Salbe
	Calcium sulf.	Nr. 12	auch als Salbe
hart	**Calcium fluor.**	Nr. 1	auch als Salbe
jauchig, brandig	**Kalium phos.**	Nr. 5	
rheumatisch	**Kalium sulf.**	Nr. 6	auch als Salbe
	Natrium chlor.	Nr. 8	auch als Salbe
	Natrium phos.	Nr. 9	auch als Salbe
	Silicea	Nr. 11	auch als Salbe
	Kalium jod.	Nr. 15	
Schilddrüsenschwellung	**Kalium chlor.**	Nr. 4	
	Magnesium phos.	Nr. 7	
	Natrium chlor.	Nr. 8	
	Kalium jod.	Nr. 15	
Schwellung mit Wasserinhalt	**Natrium chlor.**	Nr. 8	
	Natrium sulf.	Nr. 10	
bei Venenentzündung	*Calcium carb.*	Nr. 22	
	Ferrum phos.	Nr. 3	auch als Salbe
	Kalium sulf.	Nr. 6	
	Natrium sulf.	Nr. 10	auch als Salbe
	Silicea	Nr. 11	
verhärtend	**Calcium fluor.**	Nr. 1	auch als Salbe
	Natrium phos.	Nr. 9	auch als Salbe
Ohrspeicheldrüsen-schwellung	**Calcium sulf.**	Nr. 12	

Symptom	Mineralstoff		Hinweise
Schweregefühl			
in den Beinen	**Kalium phos.**	Nr. 5	
	Kalium sulf.	Nr. 6	
im Kopf	*Kalium sulf.*	Nr. 6	
Schwerhörigkeit			
allgemein	*Silicea*	Nr. 11	
durch Katarrh	*Kalium chlor.*	Nr. 4	
	Natrium chlor.	Nr. 8	
	Natrium phos.	Nr. 9	
mit Ohrgeräuschen	Ferrum phos.	Nr. 3	
im Alter zur Unterstützung	*Calcium fluor.*	Nr. 1	
	Silicea	Nr. 11	
Schwermut			
	Kalium phos.	Nr. 5	
	Natrium chlor.	Nr. 8	
	Natrium sulf.	Nr. 10	
	Lithium chlor.	Nr. 16	
Schwielen			
	Calcium fluor.	Nr. 1	auch als Salbe
Schwindel			
allgemein	Calcium fluor.	Nr. 1	
	Ferrum phos.	Nr. 3	
	Kalium phos.	Nr. 5	
	Kalium alum. sulf.	Nr. 20	
bei älteren Menschen	Kalium sulf.	Nr. 6	
durch Sauerstoffmangel im Gewebe	**Kalium sulf.**	Nr. 6	
↓			

Symptom	Mineralstoff		Hinweise
↓ durch Blutarmut	*Calcium phos.*	Nr. 2	nach Blutverlust
	Ferrum phos.	Nr. 3	
	Natrium chlor.	Nr. 8	
	Manganum sulf.	Nr. 17	
durch Blutandrang zum Kopf	*Magnesium phos.*	Nr. 7	
nach schwerer Krankheit	*Calcium phos.*	Nr. 2	
	Kalium phos.	Nr. 5	
	Kalium sulf.	Nr. 6	
bei Schwächzuständen	**Kalium phos.**	Nr. 5	
	Magnesium phos.	Nr. 7	
	Natrium chlor.	Nr. 8	
	Silicea	Nr. 11	
Drehschwindel	*Kalium phos.*	Nr. 5	
durch Hektik	*Kalium jod.*	Nr. 15	
Schwüle			
Beschwerden bei feucht-warmem Wetter	Kalium sulf.	Nr. 6	
	Natrium chlor.	Nr. 8	
Seekrankheit			
	Magnesium phos.	Nr. 7	
Sehnen			
	Calcium fluor.	Nr. 1	auch als Salbe
	Natrium chlor.	Nr. 8	auch als Salbe
	Silicea	Nr. 11	auch als Salbe
Sehnenscheiden-entzündung			
	Calcium fluor.	Nr. 1	
	Ferrum phos.	Nr. 3	auch als Salbe
	Kalium chlor.	Nr. 4	auch als Salbe
	Natrium phos.	Nr. 9	auch als Salbe
	Natrium chlor.	Nr. 8	auch als Salbe

Symptom	Mineralstoff		Hinweise
Seitenstechen			
	Calcium phos.	Nr. 2	
	Kalium phos.	Nr. 5	
	Magnesium phos.	Nr. 7	
	Natrium chlor.	Nr. 8	
Senkfuß			
	Calcium fluor.	Nr. 1	zusätzlich Physiotherapie
	Calcium phos.	Nr. 2	
	Silicea	Nr. 11	
Sklerose			
	Calcium fluor.	Nr. 1	
	Silicea	Nr. 11	
Sodbrennen			
	Natrium chlor.	Nr. 8	zuwenig Salz-säure
	Natrium phos.	Nr. 9	zuviel Magen-säure
	Natrium sulf.	Nr. 10	
	Natrium bicarb.	Nr. 20	
mit Aufstoßen von Speisen	Ferrum phos.	Nr. 3	
mit Magenkrämpfen	*Magnesium phos.*	Nr. 7	
abends nach schwerem Essen	*Magnesium phos.*	Nr. 7	
nach Alkohol oder Früchten	*Natrium sulf.*	Nr. 10	
Sonnenallergie			
	Ferrum phos.	Nr. 3	
Sonnenstich/Sonnenbrand			
	Ferrum phos.	Nr. 3	+ Belladonna D 6 bei Sonnenstich (3 × tgl. 5 Glob.)
	Natrium chlor.	Nr. 8	

Symptom	Mineralstoff		Hinweise
Soor			
	Kalium chlor.	Nr. 4	
	Natrium chlor.	Nr. 8	
	Kalium jod.	Nr. 15	nicht bei Säuglingen anwenden
Speichel			
zuviel oder zuwenig	Natrium chlor.	Nr. 8	
bitterer Geschmack	Natrium sulf.	Nr. 10	
salziger Geschmack	**Natrium chlor.**	Nr. 8	
saurer Geschmack	**Natrium phos.**	Nr. 9	
zuviel Speichel beim Zahnen	**Calcium carb.**	Nr. 22	
Speiseröhre			
Entzündung	**Ferrum phos.**	Nr. 3	
	Kalium chlor.	Nr. 4	
Krampf	Kalium phos.	Nr. 5	
	Magnesium phos.	Nr. 7	»heiße Sieben«
Steinbildung (vorbeugend)			
	Calcium phos.	Nr. 2	
	Natrium phos.	Nr. 9	
	Natrium sulf.	Nr. 10	
	Silicea	Nr. 11	
Stillen			
heiße Brust	*Ferrum phos.*	Nr. 3	auch als Salbe
rissige Brustwarzen	*Calcium fluor.*	Nr. 1	auch als Salbe
Knoten, Stauungen	**Kalium chlor.**	Nr. 4	auch als Salbe
	Magnesium phos.	Nr. 7	
	Calcium carb.	Nr. 22	
Milchbildung fördernd	Calcium phos.	Nr. 2	
	Kalium chlor.	Nr. 4	
	Natrium chlor.	Nr. 8	

Symptom	Mineralstoff		Hinweise
Stimmbänder			
Stimmbandverkrampfung	Calcium phos.	Nr. 2	
	Magnesium phos.	Nr. 7	»heiße Sieben«
Stimmbandlähmung	**Kalium phos.**	Nr. 5	
	Magnesium phos.	Nr. 7	
Stoffwechselstörungen			
	Kalium sulf.	Nr. 6	
	Natrium phos.	Nr. 9	
	Natrium sulf.	Nr. 10	
	Natrium bicarb.	Nr. 23	
Stottern			
	Magnesium phos.	Nr. 7	
	Silicea	Nr. 11	
	Calcium carb.	Nr. 22	
Stuhl			
Blähungskolik	**Magnesium phos.**	Nr. 7	»heiße Sieben«
	Kalium alum. sulf.	Nr. 20	
	Calcium carb.	Nr. 22	
Darmträgheit	**Ferrum phos.**	Nr. 3	beide Schüßler-salze gut als Kombination
	Natrium chlor.	Nr. 8	
kommt nur unter großer Anstrengung, gleitet wieder zurück	**Silicea**	Nr. 11	
Verstopfung	*Ferrum phos.*	Nr. 3	
	Magnesium phos.	Nr. 7	bei Stress
	Natrium chlor.	Nr. 8	
	Natrium phos.	Nr. 9	
	Natrium sulf.	Nr. 10	
	Silicea	Nr. 11	
anfangs schwer und dann fast durchfällig ↓	**Calcium carb.**	Nr. 22	

Symptom	Mineralstoff		Hinweise
↓ übelriechende Winde	*Natrium sulf.*	Nr. 10	
mit Schleim überzogen	Kalium chlor.	Nr. 4	
	Natrium chlor.	Nr. 8	
sauer	**Natrium phos.**	Nr. 9	
	Calcium carb.	Nr. 22	
Süßigkeitsverlangen			
	Magnesium phos.	Nr. 7	bes. auf Schokolade und Kakao
	Natrium phos.	Nr. 9	
Talgdrüsen			
Entzündung durch Verstopfung der Poren	Ferrum phos.	Nr. 3	auch als Salbe
	Kalium chlor.	Nr. 4	auch als Salbe
	Natrium phos.	Nr. 9	auch als Salbe
	Silicea	Nr. 11	auch als Salbe
Taubheitsgefühl			
in den Extremitäten	Calcium phos.	Nr. 2	
durch Verspannung im Rücken	**Calcium phos.**	Nr. 2	
	Silicea	Nr. 11	
Tennisarm			
	Calcium fluor.	Nr. 1	für die Elastizität der Sehnen
	Ferrum phos.	Nr. 3	auch als Salbe, entzündungshemmend
	Kalium chlor.	Nr. 4	auch als Salbe, löst Verklebungen der Muskelansätze
	Natrium chlor.	Nr. 8	
	Natrium phos.	Nr. 9	
	Silicea	Nr. 11	

Symptom	Mineralstoff		Hinweise
Thrombose			
Thromboseneigung	Calcium fluor.	Nr. 1	
	Ferrum phos.	Nr. 3	auch als Salbe
	Kalium chlor.	Nr. 4	auch als Salbe
	Natrium sulf.	Nr. 10	auch als Salbe
Tick			
durch Nervosität, Übererregbarkeit	*Calcium phos.*	Nr. 2	
	Kalium phos.	Nr. 5	
	Magnesium phos.	Nr. 7	
	Silicea	Nr. 11	
	Kalium brom.	Nr. 14	
	Kalium jod.	Nr. 15	
	Zincum chlor.	Nr. 21	
Tränenkanalverengung			
	Kalium chlor.	Nr. 4	
	Natrium chlor.	Nr. 8	
	Calcium carb.	Nr. 22	
Übelkeit			
allgemein	Ferrum phos.	Nr. 3	
	Kalium chlor.	Nr. 4	
	Kalium sulf.	Nr. 6	
	Natrium sulf.	Nr. 9	
durch Überforderung	**Kalium phos.**	Nr. 5	
	Natrium chlor.	Nr. 8	
mit Würgegefühl	Kalium phos.	Nr. 5	
	Natrium chlor.	Nr. 8	
	Kalium jod.	Nr. 15	
Überanstrengung			
der Augen	Kalium phos.	Nr. 5	
↓	**Silicea**	Nr. 11	

Symptom	Mineralstoff		Hinweise
↓ geistig, psychisch	**Calcium phos.**	Nr. 2	
	Ferrum phos.	Nr. 3	
	Kalium phos.	Nr. 5	
	Magnesium phos.	Nr. 7	
	Natrium chlor.	Nr. 8	
	Kalium brom.	Nr. 14	
körperlich, physisch	*Calcium phos.*	Nr. 2	
	Ferrum phos.	Nr. 3	
	Kalium phos.	Nr. 5	
	Magnesium phos.	Nr. 7	
	Calcium carb.	Nr. 22	
Überbein			
	Calcium fluor.	Nr. 1	auch als Salbe
	Calcium phos.	Nr. 2	auch als Salbe
	Silicea	Nr. 11	auch als Salbe
Übersäuerung			
	Calcium phos.	Nr. 2	erhöhte Milch- und Harnsäure
	Kalium sulf.	Nr. 6	Stoffwechsel-schlacken
	Magnesium phos.	Nr. 7	baut Milch- und Gallensäuren ab
	Natrium phos.	Nr. 9	Ausgleich Säure-Basen-Haushalt
	Natrium sulf.	Nr. 10	Stoffwechsel-schlacken
	Silicea	Nr. 11	erhöhte Harn-säure
	Lithium chlor.	Nr. 16	erhöhte Harn-säure
	Calcium carb.	Nr. 22	
	Natrium bicarb.	Nr. 23	erhöhte Harn-säure

Symptom	Mineralstoff		Hinweise
Umknicken der Knöchel (Bänderschwäche)			
	Calcium fluor.	Nr. 1	auch als Salbe
	Natrium chlor.	Nr. 8	auch als Salbe
	Silicea	Nr. 11	auch als Salbe
	Calcium carb.	Nr. 22	
Unfruchtbarkeit des Mannes			
	Zincum chlor.	Nr. 21	
Ungeduld			
verursacht durch innere Unruhe	**Magnesium phos.**	Nr. 7	
	Kalium jod.	Nr. 15	
	Zincum chlor.	Nr. 21	
Unterschenkelgeschwüre			
bläulichrot	*Ferrum phos.*	Nr. 3	auch als Salbe
	Kalium chlor.	Nr. 4	auch als Salbe
	Magnesium phos.	Nr. 7	
	Natrium sulf.	Nr. 10	auch als Salbe
offen	**Kalium phos.**	Nr. 5	diese 3 Schüßler-salze sind als Kombination notwendig
	Natrium chlor.	Nr. 8	
	Natrium sulf.	Nr. 10	
Urin			
plötzlicher Harndrang	Natrium chlor.	Nr. 8	
Brennen der Harnröhre beim Wasserlassen	**Kalium sulf.**	Nr. 6	
	Natrium chlor.	Nr. 8	
	Natrium phos.	Nr. 9	
eiweißhaltiger Urin	Calcium phos.	Nr. 2	
	Natrium phos.	Nr. 9	
zuckerhaltiger Urin	*Kalium sulf.*	Nr. 6	
	Magnesium phos.	Nr. 7	
↓	**Natrium sulf.**	Nr. 10	

Symptom	Mineralstoff		Hinweise
↓ Urinabgang beim Husten	Ferrum phos.	Nr. 3	
Verkrampfung des Blasenschließmuskels	*Magnesium phos.*	Nr. 7	
	Arsenum jod.	Nr. 24	
Venen			
Krampfadern	**Calcium fluor.**	Nr. 1	
	Kalium chlor.	Nr. 4	auch als Salbe
	Natrium phos.	Nr. 9	auch als Salbe
	Natrium sulf.	Nr. 10	auch als Salbe
	Silicea	Nr. 11	
	Calcium carb.	Nr. 22	
mit Entzündung	Ferrum phos.	Nr. 3	auch als Salbe
Verbrennungen			
	Ferrum phos.	Nr. 3	auch als Breiauflage
	Kalium phos.	Nr. 5	auch als Breiauflage
	Natrium chlor.	Nr. 8	auch als Breiauflage + Arhama®-Salbe
Verlangen			
nach Alkohol	**Magnesium phos.**	Nr. 7	
	Natrium chlor.	Nr. 8	
nach Saurem	Natrium chlor.	Nr. 8	
	Natrium phos.	Nr. 9	
nach frischer Luft	**Kalium sulf.**	Nr. 6	
nach Speck/Geräuchertem	**Calcium phos.**	Nr. 2	
	Silicea	Nr. 11	
nach Salami	**Silicea**	Nr. 11	
nach Salz	**Natrium chlor.**	Nr. 8	
nach Kaffee/Kakao	**Magnesium phos.**	Nr. 7	
↓ nach Erde/Kreide/Kalk	**Calcium carb.**	Nr. 22	

Symptom	Mineralstoff		Hinweise
nach Süßigkeiten	**Magnesium phos.**	Nr. 7	
	Natrium phos.	Nr. 9	
nach Eiern	**Calcium carb.**	Nr. 22	
nach Tabak	*Magnesium phos.*	Nr. 7	
nach Milch	*Calcium phos.*	Nr. 2	
	Kalium chlor.	Nr. 4	
	Calcium carb.	Nr. 22	
nach Ketschup/Senf	**Calcium phos.**	Nr. 2	
nach Fisch	**Kalium jod.**	Nr. 15	
nach rohem Fleisch	**Silicea**	Nr. 11	
nach Fleisch	**Calcium phos.**	Nr. 2	
	Natrium chlor.	Nr. 8	
	Natrium phos.	Nr. 9	
nach Nüssen	Kalium phos.	Nr. 5	
Verletzungen			
	Ferrum phos.	Nr. 3	als Akutmittel zusammen mit Arnika D6 (3 × tgl. 5 Glob.) oder 3 Tage lang Arnika D30 (1 × tgl. 5 Glob.)
Verrenkung/Verstauchung			
	Calcium fluor.	Nr. 1	auch als Salbe
	Ferrum phos.	Nr. 3	als Akutmittel zusammen mit Arnika D6 (3 × tgl. 5 Glob.) sowie als Salbe
	Kalium phos.	Nr. 5	
	Natrium chlor.	Nr. 8	auch als Salbe
	Natrium phos.	Nr. 9	auch als Salbe
	Silicea	Nr. 11	

Symptom	Mineralstoff		Hinweise
Vitiligo			
	Kalium phos.	Nr. 5	diese Schüßler-salze verbessern den Stoffwechsel, der bei Vitiligo gestört ist
	Kalium sulf.	Nr. 6	
	Natrium phos.	Nr. 9	
	Natrium sulf.	Nr. 10	
Völlegefühl im Magen			
	Kalium sulf.	Nr. 6	
	Natrium chlor.	Nr. 8	
Vorhautverengung			
	Calcium fluor.	Nr. 1	
	Natrium chlor.	Nr. 8	
	Silicea	Nr. 11	
Wachstumsschmerzen			
	Calcium phos.	Nr. 2	
	Calcium carb.	Nr. 22	
Wadenkrämpfe			
	Calcium phos.	Nr. 2	nachts
	Kalium phos.	Nr. 5	nach Anstrengung
	Magnesium phos.	Nr. 7	generell und nach Anstrengung
Warzen			
	Calcium fluor.	Nr. 1	
	Kalium chlor.	Nr. 4	
Wasserstauung			
	Natrium chlor.	Nr. 8	
	Natrium sulf.	Nr. 10	

Symptom	Mineralstoff		Hinweise
Wechseljahre			
Schwitzen	Calcium phos.	Nr. 2	
	Natrium chlor.	Nr. 8	
	Natrium phos.	Nr. 9	
	Kalium jod.	Nr. 15	
	Calcium carb.	Nr. 22	
trockene Scheide	Kalium chlor.	Nr. 4	
	Natrium chlor.	Nr. 8	
Unruhe/Ruhelosigkeit	*Calcium phos.*	Nr. 2	
	Magnesium phos.	Nr. 7	
	Kalium jod.	Nr. 15	
	Zincum chlor.	Nr. 21	
Wetterbeschwerden			
bei Föhn	Ferrum phos.	Nr. 3	
	Kalium phos.	Nr. 5	
bei Nässe und Kälte	*Ferrum phos.*	Nr. 3	
	Kalium phos.	Nr. 5	
	Natrium chlor.	Nr. 8	
	Natrium sulf.	Nr. 10	
	Silicea	Nr. 11	
bei Hitze	**Ferrum phos.**	Nr. 3	
	Natrium chlor.	Nr. 8	
bei Wetterwechsel	*Kalium ars.*	Nr. 13	
Wildes Fleisch			
	Kalium chlor.	Nr. 4	
	Silicea	Nr. 11	
Winde			
	Magnesium phos.	Nr. 7	
	Natrium sulf.	Nr. 10	
	Calcium carb.	Nr. 22	

Symptom	Mineralstoff		Hinweise
Wirbelsäulenstärkung			
	Calcium fluor.	Nr. 1	
	Calcium phos.	Nr. 2	
	Silicea	Nr. 11	
Wucherungen (Polypen)			
	Calcium phos.	Nr. 2	
	Natrium phos.	Nr. 9	
	Silicea	Nr. 11	
	Calcium carb.	Nr. 22	
Wunden			
allgemein	**Ferrum phos.**	Nr. 3	auch als Breiauflage
Gefahr der Blutvergiftung	**Kalium phos.**	Nr. 5	
eiternde Wunden	**Kalium sulf.**	Nr. 6	+ Arhama®-Salbe
	Natrium phos.	Nr. 9	
	Silicea	Nr. 11	
	Calcium sulf.	Nr. 12	
blutende Wunden	**Ferrum phos.**	Nr. 3	
Narbenbildung vorbeugend	**Calcium fluor.**	Nr. 1	auch als Salbe
	Silicea	Nr. 11	auch als Salbe
Förderung von Gewebeneubildung	**Kalium phos.**	Nr. 5	beide Schüßlersalze als Kombination
	Natrium chlor.	Nr. 8	
Wundliegen			
	Ferrum phos.	Nr. 3	vorbeugend mit Johanniskrautöl einreiben
	Natrium chlor.	Nr. 8	
	Silicea	Nr. 11	

Symptom	Mineralstoff		Hinweise
Würmer			
	Calcium phos.	Nr. 2	
	Natrium chlor.	Nr. 8	
	Natrium phos.	Nr. 9	in der D 3
	Calcium carb.	Nr. 22	stärkt die Abwehrkraft des Darmes gegen Würmer besonders bei Kindern
Zahnung			
zum leichteren und schnelleren Zahndurchbruch	**Calcium phos.**	Nr. 2	
	Calcium carb.	Nr. 22	
mit Fieber bis 38,5 °C	**Ferrum phos.**	Nr. 3	
verspätete Zahnung	Calcium fluor.	Nr. 1	
	Silicea	Nr. 11	
	Calcium carb.	Nr. 22	
Zahnkrämpfe	*Calcium phos.*	Nr. 2	+ Chamomilla D 30 (1 × tgl. 3 Glob.)
	Magnesium phos.	Nr. 7	
Zähne			
Fisteln	Calcium fluor.	Nr. 1	
	Natrium phos.	Nr. 9	
	Silicea	Nr. 11	
Kariesanfälligkeit	**Calcium fluor.**	Nr. 1	
	Calcium phos.	Nr. 2	
	Silicea	Nr. 11	
	Calcium carb.	Nr. 22	
locker ohne Schmerzen	*Calcium fluor.*	Nr. 1	
zur Verbesserung des Zahnschmelzes	**Calcium fluor.**	Nr. 1	
Zahnzerfall	**Calcium phos.**	Nr. 2	
Zähneknirschen	Calcium phos.	Nr. 2	
	Kalium phos.	Nr. 5	
↓			

Symptom	Mineralstoff		Hinweise
↓	**Magnesium phos.**	Nr. 7	
	Natrium chlor.	Nr. 8	
Zahnstein	Calcium phos.	Nr. 2	
	Kalium phos.	Nr. 5	
	Natrium chlor.	Nr. 8	
	Natrium phos.	Nr. 9	
durchsichtige Zahnspitzen	**Calcium fluor.**	Nr. 1	
	Calcium phos.	Nr. 2	
	Calcium carb.	Nr. 22	
Zahnfleisch			
entzündet	**Ferrum phos.**	Nr. 3	
	Kalium chlor.	Nr. 4	
	Kalium phos.	Nr. 5	
schwammig, leicht blutend	**Ferrum phos.**	Nr. 3	
	Kalium chlor.	Nr. 4	
Zahnfleischabszess	**Silicea**	Nr. 11	
	Calcium sulf.	Nr. 12	
Zahnfleischbluten, auch mit Mundgeruch	**Kalium phos.**	Nr. 5	
Zahnfleischschwund	Calcium fluor.	Nr. 1	
	Ferrum phos.	Nr. 3	
	Kalium phos.	Nr. 5	
	Natrium chlor.	Nr. 8	
Zahnschmerzen			
intervallartig	**Magnesium phos.**	Nr. 7	»heiße Sieben«
Kälte verbessert und Wärme verschlimmert	Ferrum phos.	Nr. 3	
Wärme verbessert	Magnesium phos.	Nr. 7	
mit erhöhter Temperatur	**Ferrum phos.**	Nr. 3	
↓			

Symptom	Mineralstoff		Hinweise
↓ während der Schwangerschaft	*Calcium fluor.*	Nr. 1	
	Calcium phos.	Nr. 2	
	Silicea	Nr. 11	
	Calcium carb.	Nr. 22	
gegen Abend schlimmer	*Kalium sulf.*	Nr. 6	
nach Zahnziehen	**Ferrum phos.**	Nr. 3	zusammen mit Arnika D 6 (3 × tgl. 5 Glob.)
	Kalium phos.	Nr. 5	
	Magnesium phos.	Nr. 7	
	Natrium chlor.	Nr. 8	
Zehen			
Krämpfe in den Zehen	**Calcium phos.**	Nr. 2	
	Magnesium phos.	Nr. 7	
Gichtschmerzen	**Calcium phos.**	Nr. 2	
	Natrium phos.	Nr. 9	auch als Salbe
	Natrium sulf.	Nr. 10	auch als Salbe
	Silicea	Nr. 11	
	Calcium sulf.	Nr. 12	
	Lithium chlor.	Nr. 16	
brüchige Nägel	**Silicea**	Nr. 11	
eingewachsene Zehennägel	Calcium fluor.	Nr. 1	
	Silicea	Nr. 11	
Zellneubildung			
	Kalium phos.	Nr. 5	beide Schüßlersalze als Kombination
	Natrium chlor.	Nr. 8	
Zellulitis			
	Calcium fluor.	Nr. 1	auch als Salbe
	Calcium phos.	Nr. 2	auch als Salbe
	Natrium phos.	Nr. 9	
	Silicea	Nr. 11	auch als Salbe

Symptom	Mineralstoff		Hinweise
Zerrung			
	Calcium fluor.	Nr. 1	auch als Salbe
	Calcium phos.	Nr. 2	auch als Salbe
	Ferrum phos.	Nr. 3	auch als Salbe
	Kalium phos.	Nr. 5	auch als Salbe
	Natrium chlor.	Nr. 8	auch als Salbe
	Silicea	Nr. 11	
Zittern			
durch Aufregung bzw. innere Unruhe	Magnesium phos.	Nr. 7	
	Kalium jod.	Nr. 15	
mit innerlichem Kältegefühl (Wärmemangel)	Calcium phos.	Nr. 2	
	Natrium chlor.	Nr. 8	
	Silicea	Nr. 11	
durch Schwäche	*Calcium phos.*	Nr. 2	
bei Fieber (Schüttelfrost)	Ferrum phos.	Nr. 3	
	Kalium phos.	Nr. 5	
	Natrium phos.	Nr. 10	
Zöliakie (Glutenempfindlichkeit)	Calcium phos.	Nr. 2	
	Kalium chlor.	Nr. 4	
	Natrium chlor.	Nr. 8	
	Natrium sulf.	Nr. 10	
	Kalium ars.	Nr. 13	
Zuckungen			
nervöse	Calcium phos.	Nr. 2	
	Kalium phos.	Nr. 5	
	Silicea	Nr. 11	
	Kalium brom.	Nr. 14	
	Zincum chlor.	Nr. 21	
bei zu starker Muskelanspannung	Calcium phos.	Nr. 2	
	Magnesium phos.	Nr. 7	

Symptom	Mineralstoff		Hinweise
Zunge			
Bläschen auf der Zungenspitze	**Natrium chlor.**	Nr. 8	
Geschwür	*Silicea*	Nr. 11	
Haargefühl auf der Zunge	**Silicea**	Nr. 11	
brennende Zungenspitze	Natrium chlor.	Nr. 8	
trockene Zunge	**Natrium chlor.**	Nr. 8	
Zungenbrennen	**Calcium phos.**	Nr. 2	
	Ferrum phos.	Nr. 3	
	Natrium chlor.	Nr. 8	
Zungenbelag			
feuchte Zunge mit goldgelbem Belag	Natrium chlor.	Nr. 8	
bräunlichgelb-schleimig	**Kalium sulf.**	Nr. 6	
grünlichbraun, grünlichgelb	**Natrium sulf.**	Nr. 10	
pelzig weiß	Calcium phos.	Nr. 2	
schmutzig bräunlich	Kalium phos.	Nr. 5	
wasserhell, glasig	Natrium chlor.	Nr. 8	
weiß, weißgrün	*Kalium chlor.*	Nr. 4	
Zwerchfell			
Bruch	**Calcium fluor.**	Nr. 1	
	Silicea	Nr. 11	
Krampf	Calcium phos.	Nr. 2	
	Kalium sulf.	Nr. 6	
	Magnesium phos.	Nr. 7	»heiße Sieben«

Nachwort

Die biochemische Therapie stellt eine gute und einfache Zusatztherapie sowohl zu naturheilkundlichen Therapien wie Homöopathie, Akupunktur, Bachblüten, Massage usw. als auch zu schulmedizinischen Therapien oder Psychotherapie dar, d. h. sie verbessert und beschleunigt die Wirkung von homöopathischen Hochpotenzen und schulmedizinischen Medikamenten.

Bei der Behandlung von Autoimmunerkrankungen oder chronischen Krankheiten ist die zusätzliche Einnahme der Schüßlersalze sehr wertvoll, da sie den Zellstoffwechsel regenerieren, wodurch eine Behandlung dieser Krankheiten erfolgreicher verlaufen kann. In solchen Fällen sollte man jedoch therapeutische Hilfe in Anspruch nehmen. Heilpraktiker und Naturheilärzte helfen Ihnen gern weiter.

Auch die Psyche leidet, wenn der Zellstoffwechsel blockiert ist. So konnte ich mit der Verordnung von Schüßlersalzen viele leichte Depressionen sowie auch Antriebslosigkeit erfolgreich behandeln, da der Körper sich wieder stark und wohl fühlt, wenn der Zellstoffwechsel funktioniert.

Die Biochemie kann man je nach Art der Erkrankung sowohl prophylaktisch als auch akut einsetzen. Als Prophylaxe sowie bei leichten Erkrankungen ist sie auch von Laien gut anwendbar, besonders in der Kinderheilkunde.

Viele Firmen bieten die Schüßlersalze in unterschiedlichen Packungsgrößen und Preisen an, außerdem variieren Geschmack und Konsistenz der Tabletten. Hierzu können Sie sich in der Apotheke beraten lassen.

Sollten Erfolge trotz gut gewählter Medikamente ausbleiben, denken Sie bitte daran, dass der Einfluss elektromagnetischer Felder besonders am Schlafplatz vermehrt biochemische Salze verbraucht. Auch Umweltgiftbelastungen, Amalgamfüllungen, Zahnmaterialien wie Palladium, tote Zähne, Zahnherde, permanent schlechte Ernährung (ständige Übersäuerung) und andauernde psychische Spannungsfelder stellen Therapieblockaden dar, die man beseitigen muss.

Wir wünschen Ihnen bei der Anwendung der Schüßlersalze viel Freude und Erfolg und auch den Mut, sie auszuprobieren. Nebenwirkungen sind bei richtiger Einnahme praktisch ausgeschlossen.

Literaturverzeichnis

Kellenberger, Richard; Kopsche, Friedrich:
Mineralstoffe nach Dr. Schüssler
Verlag Bechtermünz, 2001

Feichtinger, Thomas; Niedan-Feichtinger, Susana; Mandl, Elisabeth:
Handbuch der Biochemie nach Dr. Schüßler
Verlag Haug, 2003

Impressum

4. Auflage 2014
© Monarda Publishing House Ltd., Halle (Saale), 2006
Nachdruck, Vervielfältigung (auch auszugsweise) nur mit ausdrücklicher Genehmigung des Verlages
Druck: CPI Books GmbH, Leck
ISBN: 978-3-939513-99-5

Die in diesem Buch aufgeführten Therapiehinweise und Dosierungsangaben haben sich in der Praxis bewährt, dennoch übernehmen weder der Verlag noch die Autoren eine Garantie oder Haftung dafür.